KB236973

자연치유로 운명을 바꾸는 패러다임

당뇨혁명으 백세건강을 지킨다.

당뇨혁명ⓔ 백세건강을 지킨다.

2012년 2월 20일 초판 1쇄 발행

지은이 백승헌
펴낸이 김승빈
펴낸곳 도서출판 다문
주소 서울특별시 성북구 보문동 7가 80-1호 2층
등록 1989년 5월 10일 등록번호 제6-85호
전화 02-924-1140 팩스 02-924-1147
이메일 bookpost@naver.com

책값은 표지의 뒷면에 있습니다.

ISBN 978-89-7146-040-5 13510

※저자와 협의에 의하여 인지부착을 생략합니다.

당뇨혁명ⓔ 백세건강을 지킨다.

백승헌 지음 | 이재규(송백한의원 원장) 감수

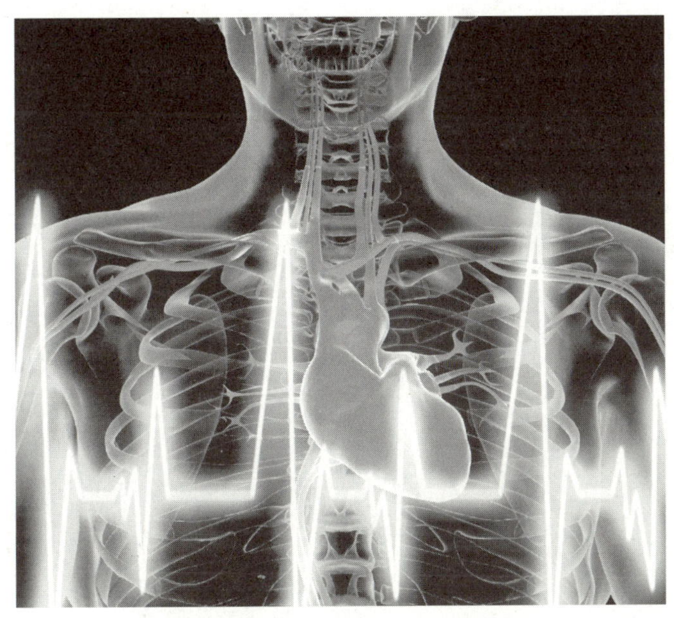

다문

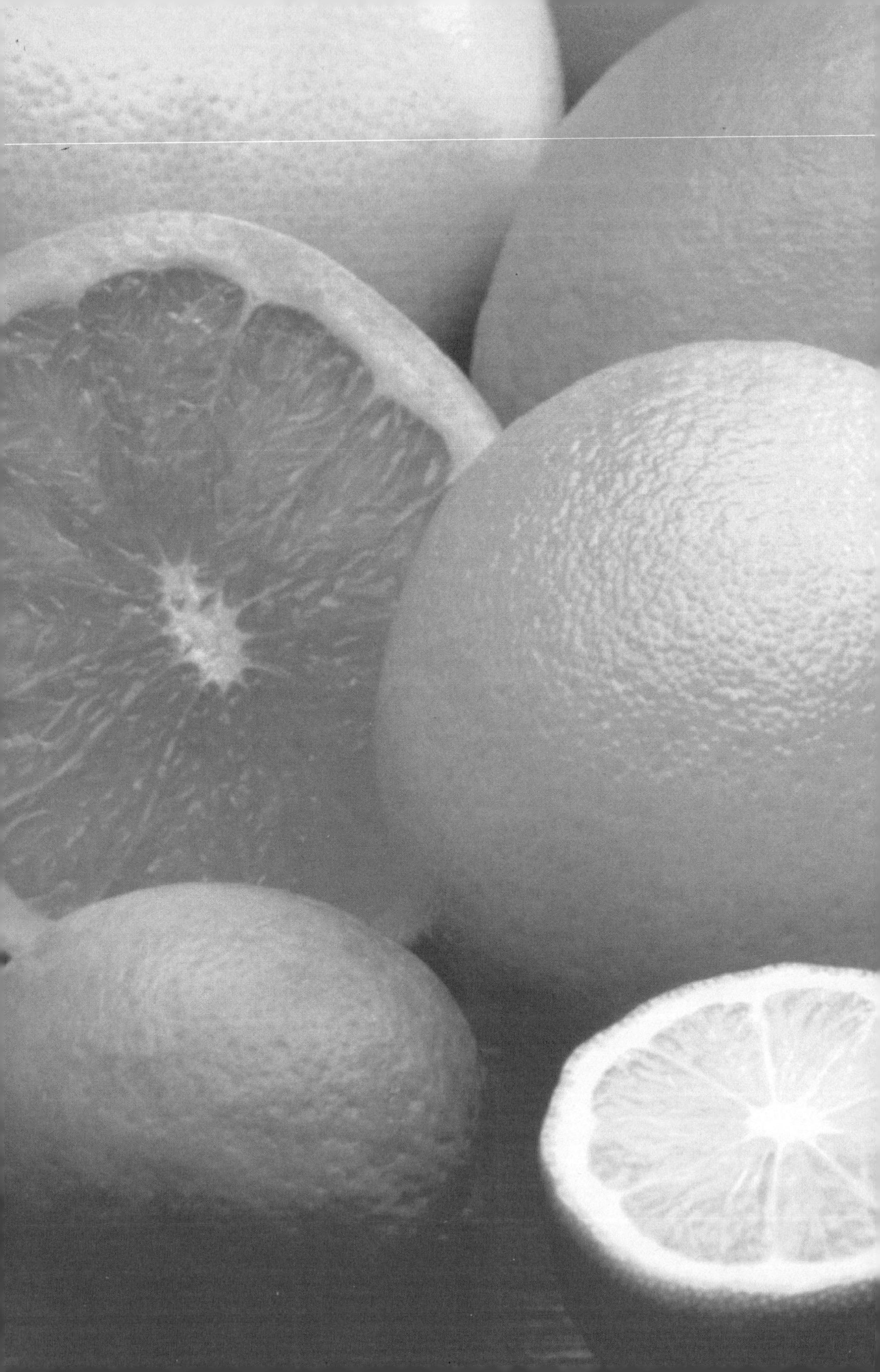

이 책의 사용설명서

1. 당뇨는 원인이나 치료방법보다 식이요법과 운동요법부터 알아야 합니다.
불이 나면 왜 불이 났는지 원인이나 불을 끄는 방법을 생각하지 말고 우선 급한 불부터 꺼야 합니다. 당뇨도 마찬가지입니다. 먼저 식이요법부터 실행하고 운동을 해야 합니다. 반드시 식이요법과 운동요법부터 먼저 읽어 보시고 실행하십시오.

2. 당뇨검사, 혈당측정계, 인슐린주사, 약물투여는 병원에서 알아보십시오.
당뇨진단은 병원에서 직접 알아보시는 것이 좋습니다. 병원의 당뇨교실에서 좋은 강의를 받으시는 것이 도움이 됩니다. 이 책은 당뇨의 관리방법보다는 당뇨혁명을 원하는 사람을 위한 내용이 담겨 있습니다.

3. 자연치유를 위한 통합적요법은 철저하게 이 책에 쓰여 있는 대로 실행하십시오.
동, 서의학과 체질의학, 자연의학의 통합적요법은 철저하게 실행해야만 효과를 볼 수 있습니다. 확실한 이론과 과학적 검증이 되어 있어 믿고 안심하시고 실행하셔도 좋습니다.

4. 당뇨에 좋은 차, 천연약초, 건강식품은 인터넷을 검색하시면 알아볼 수 있습니다.
자연치유력을 높이는 차나 천연약초, 건강식품은 인터넷에 검색하시면 쉽게 알아보실 수 있습니다. 단, 인터넷 검색을 잘 하지 못하시는 분은 언제든 필자에게 문의하시면 됩니다.

5. 당뇨의 근본원인과 자연치유에 관한 내용은 집중해서 알아두시는 것이 좋습니다.
현대의학으로 불치병이라고 하지만 자연치유력을 강화하면 당뇨혁명은 반드시 완수될 수 있습니다. 간절히 당뇨완치를 원하신다면 당뇨의 근본원인과 자연치유에 관한 내용을 숙지하셔야 합니다. 당뇨혁명으로 백세건강을 누릴 수 있음을 확신합니다.

이 책은 당뇨불치를 확고하게 믿는 사람에게는 효과가 느리거나 없을 수도 있습니다. 이 책의 내용은 부작용이 없습니다. 현대의학의 임상데이터 및 과학적 연구와 당뇨전문한의원의 임상데이터 및 치료사례를 바탕으로 연구된 것입니다. 전문가의 자문과 당뇨를 겪고 있는 분들 및 한방당뇨체질협회의 인증을 필하였습니다.

당뇨혁명이 일어났다.

●　●　●　●　●

한의사로서 환자들의 아픔과 사랑을 나눈 세월이 20년이 지났다.

항상 최선을 다하고자 노력해왔고 동, 서의학이 공존하며 온갖 질병들과의 전쟁을 수행해왔다. 온갖 종류의 아픔만큼이나 다양한 질병들과 증세들을 다루다보면 난치로 불리는 질병을 치료할 때는 스트레스를 받기도 한다.

"왜 낫지 않는 걸까? 기전은 무엇일까? 어떻게 하면 더 빨리 치료를 할까?"

그만큼 질병치료는 어렵다. 더욱이 현대는 환경오염과 먹거리 등 각종 문제들로 인해 복잡한 증세들이 증가함으로써 연구에 연구를 더하지 않으면 안 된다. 질병정복, 말로는 쉽지만 의료현장에서 고통 받는 환자들을 보면 괴리감이 많다. 그래도 수없이 많은 의학도들이 불철주야 연구에 임하며 한발 짝씩 의학적 진보를 이루고 있다는 것은 많은 환자들을 위한 발전적인 공헌이라고 생각한다.

의산 백승헌선생과의 만남은 어언 17년 전으로 거슬러 올라간다. 당시에 한방역학강의를 통해서 많은 부분에서 일맥상통하여 공동으로 연구를 진행하기로 한 것이 인연의 시작이다. 그 후 지금까지 올곧게 난치병 연구의 길을 함께 걷고 있다.

의료현장에 있는 본인과 달리 오직 연구에만 집중한 백승헌선생은 특별한 통찰력으로 체증으로 인한 당뇨와 고혈압 관계에 대한 난제들을 명쾌하게 풀이하고 있다.

다른 관점으로 많은 부분을 함께 고민하고 연구했지만, 특히 당뇨혁명을 위한 '식이요법'과 '영양 불균형의 개선을 위한 통합적 요법'은 독보적 영역으로 평가된다.

당뇨완치는 심증은 있지만 물증을 잡아낼 수 없는 것으로 확실한 증명을 하기란 쉽지 않다.

까딱 잘못하면 혹세무민하는 선동가로 낙인찍힐 수도 있는 일이다.

하지만 그는 그 부분에 대한 연구를 특별하게 이루어낸 것 같다. 단순히 의학적인 영역에서만 물증을 찾았다면 아마도 불가능했을지도 모른다. 그 이유는 동, 서의학의 수많은 연구에도 완전한 기전을 찾지 못한 한계가 있기 때문이다.

그런데 그가 어떻게 그것을 찾았을까?

'당뇨혁명'의 키워드를 보면 그 이유를 알 수 있다. 아픔, 사랑, 건강경영, 영양 불균형, 만성체증, 면역체계, 체질 증후군, 녹황색혁명, 통합적 요법 등을 보면 수많은 학문적 융합이 이루어진 것을 볼 수 있다. 그렇다. 문제의 핵심은 그가 당뇨를 보는 특별한 관점으로 이종결합의 융합이다. 기존의 인슐린 중심의 관점에서 체질의학의 소화관과 췌장의 문제로 발상의 전환을 한 점은 가히 놀랍다. 그것은 사상체질의 창시자 동무 이제마의 ‘동의수세보원’에서 치료의 원리를 발견한 것으로 설득력이 매우 높다.

공동으로 연구를 하며 그 부분에 대해선 많은 토론과 임상적 연구를 했기 때문에 공증할 수 있는 부분이다. 임상에서 당뇨의 자연치유력을 높이는 체질의학의 우수성은 말할 필요도 없이 검증해보았기 때문이다. 그러나 2% 부족한 그 무엇은 그의 전작 ‘만성체증이 내 몸을 죽인다.’ 나 ‘방사능과 암을 극복하는 면역요법’에서 핵심을 찾은 것으로 보인다.

특히 대사기능의 저하와 체증, 면역체계, 영양 불균형의 관계는 명쾌하다.

당뇨혁명의 전체적인 내용을 대략 정리하면 다음과 같다.

감히 ‘당뇨완치’를 논하는 점에 대해선 이미 공영방송인 KBS와 MBC에서 실험 검증된 사례를 소개하고 있다.

KBS의 ‘생로병사의 비밀’에서 약을 끊게 하고 식이요법을 처방하는 광주의 전홍준 박사의 인터뷰와 당뇨완치 사례를 싣고 있다. 또 편식열풍을 몰고 온 MBC스페셜의 ‘목숨 걸고 편식하다’에서 대구의 황성수 박사의 주장과 당뇨완치 사례도 담겨 있다.

식이요법에 대해서는 모두가 개념만 잡으면 구태여 어려운 '식품교환표'를 보지 않아도 되는 단순성과 편리함이 있어 공감이 된다. 또한 가장 핵심적인 요법으로 음식성분의 충돌은 지극히 맞는 말이다. 소화관과 췌장의 기능과 관련한 담즙과 췌장액의 작용과 기전에 따른 좋은 이론이다. 이미 미국이나 일본에서 실행중인 식이요법을 명쾌하게 한국 실정에 맞게 설명한 것으로 누구든 공감이 가리라고 믿는다.

운동요법에 대해 '운동에 목숨 걸지 말라'는 논리에 공감이 간다. 일상적인 활동량을 늘이면서 기초대사량을 높이는 것만으로 충분하다는 주장이 맞다. 운동으로 혈당관리를 하는 사람은 봤지만 완치가 되었다는 사람은 보지 못했기 때문이다.

그리고 끝으로 통합적 요법의 필요성에 대해서는 당연하다고 생각한다.

의료현장에서 보면 병의 원인이 3가지인데, 한 가지만 약물로 해소할 수 없다는 것을 자주 느낀다. 원인이 3가지면 당연히 3가지를 통합적으로 적용하는 것이 맞다. 예를 들면, 잘못된 식습관과 비뚤어진 자세, 간장과 비장의 이상이 있다고 할 때, 간장약만 준다면 어떻게 될까? 이때의 처방은 식생활습관 개선, 자세교정, 간장의 약과 비장의 약을 통합적으로 해야 하는 것과 같다. 한두 가지를 해보다가 안 되면 포기하는 그런 경우는 없어야 하는 것이다.

이 책을 꼼꼼하게 전문가적 관점에서 살펴보며 내린 결론은 딱 한 마디로 요약한다.

"모든 사람이 한번쯤은 반드시 읽어야 할 필독서다."

이 시대를 살아가는 사람이라면 당뇨나 고혈압, 체중에서 자유로울 수는 없다.

이 책을 통해 많은 분들을 난치병이라고 여겨온 당뇨, 고혈압, 체중에 대해서 바르게 이해할 수 있고 치료될 수 있다는 확신을 얻게 될 것이다. 당뇨대란의 시대에 절망에 빠진 많은 당뇨인들이 완치되기를 바라며 모두가 건강해지기를 진심으로 기원한다.

2012. 1. 3

이재규(한의사, 송백한의원 원장, 한국당뇨체질협회 회장)

당뇨혁명, 자연치유의 길을 찾다.

당뇨완치의 길, 꿈인가?

당뇨는 '침묵의 살인자'로 불리는 21세기 국민병이다.

아무 증상도 없이 소리가 없어 더 위험하다. 어느 날 병원에 가서 당뇨판정을 받으면 통계적으로 5명 중에 한명은 이미 합병증이다. 그렇게 되면 평생 주사나 약물을 복용해야 한다는 족쇄가 채워진다. 또한 당뇨가 만성화되면 합병증의 시한폭탄이 내 몸에 장착된다.

"한번 당뇨는 영원한 당뇨죠"

당뇨 카페의 모임에서 누군가 이렇게 말했다. 다른 당뇨인들도 고개를 끄덕였다. 실제 그런 상황이다. 혈당조절만 할 뿐 완치는 생각할 수 없다. 당뇨관리의 대표선수인 '운동요법'을 해도 일시적인 처치일 뿐이다. 열심히 하면 관리가 되지만 하지 않으면 도루묵이다.

현대의학은 당뇨에 대해 이렇게 말한다.

"당뇨는 절대로 고칠 수 없다. 다만 혈당을 조절하며 평생관리를 해야 한다."

과연 그럴까? 그렇지 않다. 당뇨는 근본적인 원인을 알고 제거하면 분명히 완치할 수 있다. 약물과 주사의 족쇄를 끊고 해방될 수 있다. 당뇨혁명은 당뇨불치라는 기존관념을 파괴하여 약물과 주사를 끊고 자연치유를 통해 완전한 건강을 회복하는 것을 뜻한다.

따라서 당뇨에 걸렸다고 절망할 필요가 없다. 반드시 당뇨해방의 길을 찾고 행복추구권을 실현해야 한다. 헌법에 명시된 행복추구권은 고통이 없는 상태 또는 만족감을 느낄 수 있는 상태를 실현할 수 있는 권리이기 때문이다.

세상은 불치라고 하지만 인간은 당뇨혁명을 일으켜야 한다.

당뇨에 대한 연구는 아픔으로부터 비롯되었다.

"만성 합병증과 당뇨의 유전성"에 대한 고통과 두려움이 그랬다. 지금은 돌아가신 어머님이 제 2형 당뇨를 겪었기 때문이다. 당뇨는 무서웠다. 어머님은 젊은 시절부터 늘 두통과 신경통, 만성체증, 관절염, 심장병으로 고생하셨다. 종합병원 수준의 온갖 증세를 겪으셨다. 나는 어머님을 지켜보며 만성 합병증의 아픔을 누구보다 뼈저리게 실감했다.

그런데도 그 당뇨는 치료가 아닌 관리였다. 또한 유전성이 있다니, 경악스런 일이었다.

나는 그 무서운 족쇄와 형벌 같은 고통이 어떤 것인지를 지켜봤다. 심장이 아파 잠을 못 이루셨고 수술 후에도 힘들어하셨다. 당뇨의 만성 합병증이 인체를 차례대로 파괴하여 마침내 돌아가실 때까지의 그 고통스런 과정은 이루 다 말할 수가 없다. 나는 어머님이 돌아가신 후에 49일간을 매일 술을 마시며 괴로워했다. 그리고 그 후에 당뇨의 아픔을 처가에서도 지켜봤다. 제 1형 당뇨를 지닌 처 할아버지가 심장병으로 돌아가셨고 장인어른은 뇌졸중으로 쓰러졌다. 장인은 당뇨의 만성 합병증으로 족부궤양과 심근경색을 이미 겪은 상태였다. 그래서 후유증이 심했다. 처음 한동안은 말을 못했다. 나중에 상당부분 회복되었으나 현재까지 정상적인 상태가 아니다. 그쯤 되다보니, 친가와 처가의 당뇨로 인한 아이들의 유전적 문제까지를 고려해야 할 상황이 되었다. 가까운 가족이나 친지가 당뇨로 인한 고통 겪는 것을 본 사람들은 그 상황이 어떤 것인지를 짐작할 수 있을 것이다.

나는 반드시 당뇨완치의 길을 찾겠다고 결심을 했다. 당뇨의 유전성 까지를 생각하면 나와 아이들의 미래가 걸린 심각한 문제였기 때문이다.

하지만 당뇨에 대한 연구는 쉽지 않았다. 거의 모든 논문과 책자는 당뇨불치를 공식화하고 있었다. 실제 전문의들도 당연히 그렇다고 주장했다. 당뇨에 관한 한, 세상은 불치라고 했다. 그 어느 곳에도 근본적인 치료의 원리나 완치를 주장하는 사람이 없었다.

당뇨를 겪고 있는 친한 선배는 나의 연구를 비웃기까지 했다.

그는 당뇨는 약물과 주사요법이 최선이라고 굳게 믿고 있었다. 다른 분들도 대개는 그와 유사한 생각을 하는 것 같았다. 당뇨에 관한한 고정관념은 견고했다. 약물과 주사로 관리를 하며 식이요법과 운동요법을 보조수단으로 혈당을 조절하는 것이 공식이었다.

그 누구도 당뇨완치라는 생각은 하지 않는 듯했다. 그러나 연구를할수록 당뇨가 불치가 아니라는 것을 확신할 수 있었다. 어둠속에서희미한 빛을 발견하는 그런 느낌이었다.

당뇨불치의 가장 큰 이유는 인슐린에 초점이 맞춰진 현대의학의관점일 뿐이다.

혈당강하제나 인슐린요법은 탁월한 응급조치다. 그러나 근본적인치유를 하기엔 문제점이 많다. 당뇨의 원인을 인슐린만으로 설명하는 것 자체가 무리가 있다. 인슐린과 혈당의 기전은 맞지만 인슐린을 분비하는 췌장과 인체 시스템의 관계가 훨씬 중요하기 때문이다.

당뇨의 원인이 몸과 마음의 아픔인데, 어떻게 인슐린만으로 위로가 되고 회복이 되겠는가. 당뇨의 원인인 스트레스는 마음의 아픔이고 기름진 식생활과 잘못된 섭생은 몸의 아픔이다. 몸과 마음은 그아픔을 못 견디고 신호를 보낸 것이므로, 위로를 하고 사랑을 하는것이 근본적 치유이다. 몸과 마음을 아프도록 했다면, 뜨겁게 사랑하는 것 역시 자신의 몫이다. 따라서 인슐린보다 몸과 마음의 아픔을 정화하고 사랑하는 것에 주목해야 하는 것이 맞다. 몸과 마음을사랑하고 잘 돌봐주면 자연치유력이 높아진다.

실제 췌장의 기능을 중심으로 몸과 마음을 사랑하는 연구를 한 결과는 경이로웠다. 그 방법은 뚜렷한 효과가 있다. 즉 몸과 마음을 치유하는 통합적요법을 통해 아픔은 사랑으로 치유된다. 인체의 시스템을 안정하고 췌장의 기능을 회복시키는 것 자체가 사랑이며 근본적인 치유이기 때문이다. 그래서 자연치유는 진정으로 몸과 마음을 사랑하며 적극적으로 자연치유력을 높이는 것으로 시작하는 것이다.

당뇨의 아픔은 인슐린과 혈당으로만 나타나는 것이 아니다.

다양한 원인으로 나타나는 몸과 마음의 아픔을 한가지로만 해소할 수는 없다. 당뇨는 친구가 아니라 내부의 적이다. 그런데 그 적을 소탕하는데 어떻게 육군만 동원해서 되겠는가. 육, 해, 공군의 합동작전이 필요하다. 즉 동, 서의학과 체질의학, 자연의학을 융합하여 자연치유력을 극대화하는 통합적 요법들이 필요하다. 원인이 다양하다면 그 제거방법도 통합적이어야 한다. 예를 들어, 당뇨의 대사기능 저하는 체중이 주원인이다. 그런데 체중은 대부분 무자각성으로 대사의 기능저하를 유발한다. 그런데 당뇨에 걸린 분들은 반드시 자각 혹은 무자각의 체중을 동반하고 있다. 그 밖에도 당뇨의 원인은 스트레스를 비롯한 잘못된 섭생 등 여러 가지가 혼재한다. 그렇기 때문에 당뇨는 현상적으로는 인슐린 문제지만, 실제적으로는 다양한 원인들이 존재한다. 따라서 당뇨혁명은 통합적 요법으로 이루어야 한다.

통합적 요법은 당뇨에 관한 동, 서의학과 자연의학을 융합한 건강 경영이다.

지금까지의 건강관리가 아니라, 건강경영의 개념이다. 건강할 때는 관리만 하면 된다. 그러나 당뇨나 고혈압이 되면 더 적극적인 건강경영자가 되어야 한다. 따라서 적자경영에 해당하는 주사나 약물은 끊는 것을 원칙으로 하고 부작용이 없고 근본적인 자연치유의 흑자경영을 지향한다. 경영전략은 체질의학의 원리로 자연의학적 요법들을 통합적으로 동시에 하는 방법론이다. 그 중에서 특히 최상의 치유법은 식단혁명이다. 그 다음으로 영양 불균형을 빠르게 개선하는 효소, 미네랄, 비타민, 천연약초를 융합하는 통합적 요법이다.

체질의학의 원리에서 당뇨는 이미 100년 전에 10명 중에 6~7명은 고쳤다는 기록이 있다.

이는 당뇨의 근본적인 원인을 알면 치유할 수 있다는 것을 뜻한다. 그것은 인슐린에만 의존하는 현재의 방식을 탈피하고 몸의 시스템을 정상화하자는 하나의 혁명이다.

기존의 방식은 한계가 있다. 통합적 요법은 체계적인 건강경영으로 자연치유력을 극대화하여 진정한 당뇨혁명을 일으켜 해방과 자유를 되찾는 것이다.

당뇨 연구로 식품개발과 책을 집필하기 위해 끊었던 담배를 다시 피웠다.

하루에 한 갑 이상의 담배를 피우며 데이터를 검토하고 전문가와의 협의를 거쳐 연구를 했다. 이 책은 당뇨의 예방을 포함하여 만성 합병증의 위험군에 속한 많은 분들에게 희망의 패러다임을 제시하고자 한다. 뜨거운 사랑으로 당뇨혁명의 메시지를 전한다.

이 책을 비롯하여 다양한 연구들을 공동으로 진행시켜 준 한국당뇨체질협회의 한의사 이재규회장님과 한의사 이국주원장님께 감사를 드립니다. 또한 결정적인 도움을 준 김지영님을 비롯하여 김영찬님, 박민숙님, 대전의 이경숙님, 추승호님, 이세구한의학 박사님, 자연의학자 이재봉님, KBS의 김학수님, 희당클럽의 김태호 회장님, 박재현님 등 많은 분들에게 감사를 드립니다.

2012. 1. 3

28체질연구소에서 의산 백승헌

켈트족 신화에 운명의 신, 치료의 신은 키안이다.

키안이 운명의 신이 된 것은 치료의 신이기도 하기 때문이다.

몸이 아프면 그 자체가 불행한 운명이다.

그래서 치료를 하면 새로운 운명으로 바꾸어진다.

운명을 바꾸고 싶은가?

그렇다면 우선 건강해야 한다.

진정한 건강은 아프지 않고 병이 없는 것이 아니라,

적극적이고 활기차며 긍정적 에너지가 넘치는 것이다.

당뇨의 민방위본부 경보 〈당뇨의 경계선을 확인하는 테스트〉

1. 소화가 잘 되지 않는 것 같다. (　)
2. 목이 자주 마르고 갈증이 심해서 물을 자주 마신다. (　)
3. 소변이 자주 마렵고 횟수가 많다. (　)
4. 배가 자주 고프고 음식을 많이 먹는 편이다. (　)
5. 운동을 하기 싫어하고 과체중의 상태다. (　)
6. 외식을 주로 많이 하는 편이다. (　)
7. 피로감이 많고 나른하며 무기력감이 느껴진다. (　)
8. 최근 체중이 점차 줄어가고 쉬 피로해진다. (　)
9. 피부에 종기나 염증이 잘 생기고 잘 안 낫는다. (　)
10. 상처가 잘 낫지 않고 가려움증이 있다. (　)
11. 집안에 당뇨환자가 한 분 이상 있다. (　)
12. 화를 잘 내거나 스트레스를 잘 받는 성격이다. (　)
13. 여성의 경우 생리가 불규칙하고 성기주변의 가려움이 있다. (　)
14. 주 3회 이상 술을 마시고 담배를 피운다. (　)
15. 가슴이 답답하고 호흡이 곤란하다고 느껴질 때가 있다. (　)
16. 눈이 침침하고 시력이 떨어지며 피로를 느낀다. (　)
17. 혈액 검사상 혈당치가 높은 편이다. (　)
18. 인스턴트 음식, 라면, 햄버거, 치킨 등을 자주 먹는다. (　)
19. 점차적으로 성욕이 감퇴되고 관심도가 떨어진다. (　)
20. 남자의 경우 발기가 잘 되지 않는다. (　)
21. 손과 발이 찌릿하거나 가려우며 차게 느껴진다. (　)
22. 하체에 쥐가 나거나 저린 느낌을 자주 느낀다. (　)
23. 신경이 예민해지고 짜증이 잘나며 변덕이 심해진다. (　)
24. 식습관이 불규칙적이며 맵고 짠 음식을 즐긴다. (　)
25. 소변에 거품이 많고 탁하며 냄새가 진하게 난다. (　)

체킹방법
한 항목 당 4점으로 15개(60점)이상 체크되면 당뇨가 될 확률 60%이상의 위험도가 있다.

기본적으로 10개(40점)이상 체크되면 경계경보이며, 15개를 넘어 20개(80점)이상은 공습경보를 내려야 한다. 다만, 5개(20점)이하로 체크되면 당뇨가 될 확률 20%이하로 해제경보를 내려도 된다.

C O N T E N T S

제 1장

식이요법만으로도
완치가 될 수 있다.

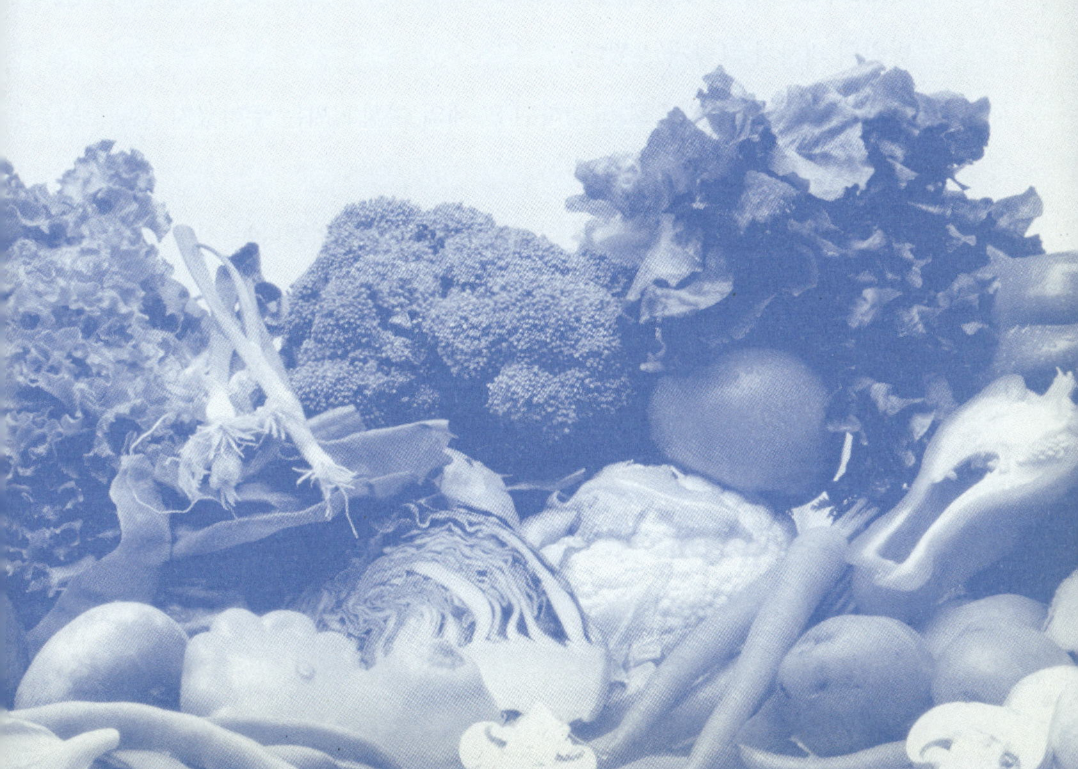

1.

녹황색혁명으로 완치를 이룬다.

약을 끊고 식습관을 바꿔라.

"당뇨와 고혈압 약을 없애세요!"

병원의 의사가 그렇게 말했다.

4년간 당뇨와 고혈압으로 고생하던 80세의 여성 N씨는 두려웠지만 결심을 했다.

그러나 당뇨와 고혈압에 대한 상식을 하루아침에 없앤다는 것이 쉽지가 않았다. 결심을 했지만 약봉지를 버릴 수가 없었다.

몰래 약봉지를 가지고 있다가 의사에게 들켰다.

"제가 첫날 혈압약, 당뇨약 다 없애버리라고 했을 텐데요.

"어짜꼬, 정말 이거 없애도 됩니꺼?"

그녀는 혈압약을 숨겨놨다가 그만 딱 걸리고 말았고 의사는 다시 한 번 강조했다.

약보다 밥에 더 신경 쓰는 의사가 있다. 그 시작은 환자들에 대한 의사로서의 의문에서 비롯되었다. 그는 약을 평생 먹어야 한다면 약으로는 고칠 수 없다는 것을 뜻한다고 생각했다. 그리고 연구를 거듭한 끝에 근본적인 원인이 잘못된 식생활습관에 있다는 것을 발견했다. 기름진 식습관으로 인한 편중된 영양불균형을 해소하는 것이 치료책이라는 것이었다. 그는 몸소 식생활습관을 바꾸며 효과를 확인했다.

그리고 많은 사람들에게 완치의 문을 열었다.

N씨는 그 의사의 치료원리에 따라 입원한지 2달 만에 당뇨와 고혈압을 끊고 건강을 회복했다. 또 그 의사의 지도에 따른 72세의 여성 J씨는 5년간 먹던 당뇨, 혈압약을 끊고 건강을 회복 한 후에 집으로 돌아갔다. 그녀는 제일먼저 집안에 있던 수북한 당뇨와 고혈압 약봉지를 쓰레기통에 넣었다.

"약을 다 버리면 불안하지 않으세요."

"전혀 불안하지 않아요. 실질적으로 내가 느꼈으니까, 불안해야할 이유가 없죠."

그녀는 웃으며 말했다.

"음식으로 고칠 수 없는 병 의사도 고치지 못한다." 의성 히포크라테스의 명언을 그 의사는 실현했다. 40년간 당뇨와 고혈압으로 뇌경색까지 걸려 걷지도 못한 84세의 여성 N씨의 기적과도 같은 사례도 나온다. 그녀는 입원 2달 만에 당뇨와 고혈압 수치가 정상이 되어 틈만 나면 복도를 돌아 다녔다. 그 외에도 수많은 사람들이 식생활 습관을 바꾸어 약을 끊고 완치를 한 사례가 소개되었다. 그 의사는 자신 있게 말했다.

"원리에만 맞게 치료하면 그 병으로부터 벗어나고 완치를 할 수 있습니다."

"음식을 완전히 고치면 낫습니다."

아마 이쯤 읽다보면 아는 사람은 그가 누군지 짐작할 것이다.

그 의사는 MBC스페셜 '목숨 걸고 편식하다'에 방영된 적이 있는 대구의료원의 황성수 박사이다. 그는 골고루 먹어야 한다는 환상을 버릴 것을 주문했고 고기, 생선, 계란, 우유 절대로 먹지마라! 로 편식 열풍을 몰고 왔다. 그 프로는 온 국민이 시청했고 큰 반향을 일으켰다. 그도 그럴 것이 TV로 생생하게 실험한 것을 방영했기 때문이다.

약을 사용하지 않고 식이요법만으로 당뇨와 고혈압을 치료하는 의사는 또 있다. 광주의 전홍준 박사이다. KBS생로병사의 비밀에 광주의 전홍준 박사의 생생한 주장이 방영됐다.

그는 환자들에게 약을 처방하는 대신 약을 끊으라고 주장했다. 그가 약을 끊게 하는 이유는 대증요법이 질병을 근원적으로 치료할 수 없다고 생각하기 때문이다. 그는 실제로 약 대신에 채식을 처방하고 있다. 그는 음식으로 오염된 혈액을 가장 빠른 시간에 제거해서 정상적으로 되돌리는 방법이 절식과 생채식이라고 했다.

"생채식이 건강이 근본적으로 개선되는 것을 25년 동안 많이 보았습니다."

그는 이렇게 말했다.

67세의 J씨는 뇌경색으로 쓰러진 후 14년간 약을 복용했지만 증상은 개선되지 않았다. 당뇨, 고혈압 뇌경색, 갑상선 콜레스테롤 약으로 하루 15알을 복용했다. 그녀는 모든 약을 끊었다. 생채식이 그녀의 약이고 식사였다. 그 결과 그녀는 당뇨와 고혈압을 완치했다. 그녀의 남편은 이런 결과를 "한마디로 기적이죠."라고 했다.

약을 끊고 식생활습관을 바꾸라는 그들의 주장으로 인해 세상에는 두 종류의 의사가 있다.

평생 약과 운동만을 주장하는 의사와 식이요법을 주장하는 의사로 나눠졌다. 그들의 상반된 주장에 따라 불치와 완치의 극명한 선이 그어진 것이다. 어느 쪽이 옳은 지는 상상력에 맡기지 말고 몸소 실험해보고 판단하는 것이 옳을 것이다.

녹황색혁명이 완치의 길을 밝힌다.

선진국일수록 당뇨가 많다는 것은 지나친 먹거리의 풍요로움이 주는 벌칙이다.

기름지고 달며 맵고 짜거나 질기고 딱딱한 먹거리들의 충돌이 소화관을 괴롭힌 결과다.

식단이 지나치게 기름지고 복잡하며 음식성분들이 충돌하면 췌장은 기능이 떨어질 수밖에 없다. 서구식 육류문화와 한식의 맵고 짠 반찬류, 해산물, 조류까지 뒤섞여 몸이 견딜 수 없게 한다. 특히 소금에 절인 음식류는 자연식을 방해하는 작용도 한다. 예를 들어, 김치 없이 밥을 못 먹는다고 해도, 김치가 좋지 않다면 메뉴를 바꾸어야 한다. 김치 한 접시에 밥 한 그릇을 먹으면 몇 개의 배추 잎을 먹을까? 김치가 아닌 생야채라면 배추보다 최소한 3배 이상의 살아있는 섬유질을 섭취할 수 있다. 따라서 녹황색혁명을 통해 영양 불균형을 개선하는 것이 바람직하다. 녹황색의 싱싱한 생야채를 많이 섭취할수록 효소와 미네랄, 비타민의 결핍이 해소되며 자연치유가 일어나기 때문이다.

음식을 약으로 만드는 녹황색혁명의 길

● **기존에 즐겨먹는 음식메뉴를 재평가하여 변화시켜라.**

기존에 즐겨먹는 음식들을 분류하여 철저하게 메뉴변화를 한다. 녹황색혁명은 기존메뉴에서 생야채의 비율을 높이는 것을 목표로 한다. 매 끼니에 생야채나 녹즙을 약이자 반찬으로 섭취하며 동물성 식품을 제한하고 식물성으로 균형식단을 짜는 것이 좋다. 곡류와 생

야채 중심의 식단은 효과적인 체중감량이 되며 당뇨완치를 위한 시
작이다.

● **몸을 차게 하는 냉장고 식단의 오래된 밑반찬을 버려라.**

밑반찬은 최소 1주일이상 된 것은 버려야 한다. 오래된 냉장고 밑
반찬은 몸을 차게 하며 영양 불균형을 야기하여 당뇨, 고혈압, 암 등
을 유발하는 원인이 될 수 있다. 반찬은 생야채 1접시와 즉석에서 만
든 자연식 혹은 냉장고에서 먹을 만큼 오래 상온에 내놓은 것 1가지
로 단순하게 섭취해야 한다.

● **반찬 2가지와 요리 1가지면 충분히 영양섭취를 할 수 있다.**

한식은 세계적으로 반찬가짓수가 가장 많다. 한식을 제외한 어떤
문화권의 식단도 반찬이 2가지 이상이 되는 나라가 없다. 그렇게 되
면 소화관을 혹사시켜 체증을 유발하며 비만과 생활습관병의 원인
이 될 수 있다. 따라서 반찬가짓수를 줄여 단순식으로 하는 것이 좋
다. 녹황색 생야채 1접시를 포함한 반찬 2가지와 요리 1가지면 충분
하다.

● **염분이 많이 함유된 국물이나 찌개, 탕 종류를 제한하라.**

한식은 국이나 탕에 밥을 말아먹는 음식이 많다. 특히 곰탕이나 갈
비탕류 등은 지방과 당질, 염분의 충돌이 일어난다. 입맛이 없다고

국물에 말아서 후루룩 마시거나 동물성 육류를 넣은 맵고 짠 탕이나 찌개류도 마찬가지다. 과다지방과 콜레스테롤, 그리고 나쁜 소금이 흡수될 수밖에 없다. 맵고 짠 국물이나 찌개 탕 종류를 제한하라.

● **인공조미료의 맛을 버리고 자연식으로 입맛을 바꿔라.**

인공조미료나 식품첨가물, 인스턴트식품, 가공식품, 냉동식품을 끊어야 한다. 자연식은 단순하면서도 싱싱한 식자재로 섭취하는 것이 좋다. 과일과 야채샐러드를 즐겨라. 자연식은 자연과의 교감하는 치료제이며 최고의 건강식이다.

● **맵고 짠 음식을 제한하고 담백한 식성으로 영양을 충족하라.**

맵고 짠 음식들은 비유를 하자면 담배연기처럼, 서서히 혈관을 약화시킨다. 몸을 산성화하며 혈액을 탁하게 하기 때문이다. 특히 당뇨에는 맵고 짠 음식을 제한하는 것이 당연하다. 따라서 맵지 않고 저염분식의 담백한 식성으로 변화시켜야 몸이 안정이 된다.

● **단백질과 지방, 탄수화물의 중독을 피하고 효소와 미네랄이 함유된 식품을 늘여라.**

선진국일수록 당뇨나 고혈압이 많은 이유는 엄청나게 늘어난 단백질과 지방, 탄수화물의 과잉섭취 때문이다. 중독성은 당뇨에 매우 해롭다. 동물성 육류에 함유된 단백질과 지방의 중독과 탄수화물 중독으로 인한 염분중독은 혈액을 탁하게 하고 혈관을 약화시킨다. 따라서 중독을 해독할 수 있는 효소와 미네랄, 비타민이 함유된 식품을 많이 섭취하라.

이상의 녹황색혁명을 일으키면 자연치유력은 놀랍게 증대된다.

"고기가 없으면 밥을 못 먹겠습니다. 하다못해 햄과 소시지라도 있어야 먹습니다."

비만으로 당뇨와 고혈압에 걸린 사람의 말이다. 아마 당뇨와 고혈압에 걸린 사람치고 기본적으로 단백질과 지방 중독이 아닌 사람은 드물 것이다. 동물성 육류나 생선 중독에 밥이나 빵 중독이 그러하다. 특정음식을 과잉 섭취하는 것이 중독이다. 예를 들어, 중성지방과 콜레스테롤 수치가 높으면 독인데, 그 원인은 동물성 육류의 중독이다. 일단 몸에 특정성분이 과잉되면 독성으로 작용한다. 그렇기 때문에 해독제가 반드시 필요하다. 그 해독제는 녹황색야채에 가장 많이 함유되어 있다. 과잉 섭취된 단백질과 지방, 탄수화물의 독성을 녹황색야채의 효소와 미네랄, 식이섬유가 해독하기 때문이다. 특히 녹황색채소의 성분은 녹색은 따뜻한 성질이고 황색은 찬 성질로 중화가 잘 되어 있다. 식단에서 녹황색 생야채가 주류를 이룰 때, 몸에서 필요로 하는 효소와 미네랄, 비타민의 결핍이 해소되며 해독제로 작용하며 즉각적으로 혈액이 정화되고 혈관이 청소되며 혁명이 완수될 수 있는 것이다.

식이요법의 건강경영, 이렇게 한다.

●
●
●
●
●

당뇨식단은 명확한 개념을 세운 건강경영이다.

"생야채를 많이 드시고 다른 음식들은 단순하게 조금만 드세요."
식당에서 선배와 식사를 할 때 한 말이다.

"아니, 그게 무슨 말이야. 안 그래도 살이 빠져서 영양보충을 충분히 해야 할 판국에 그깟 풀만 먹고 더 단순하게 소식하면 어떻게 견뎌 내."

그는 짜증이 섞인 말투로 따지듯이 말했다.

"그렇게 이것저것 많이 먹는 것이 당뇨와 고혈압을 유발합니다. 또 살이 빠지는 직접적인 원입니다. 동물성 육류와 생선구이에 치즈와 햄, 생선회까지 그런 복잡한 음식성분들이 소화관과 췌장을 혹사시킨 결과로 영양불균형이 되는 겁니다.”

필자는 그의 짜증에도 아랑곳하지 않고 말했다.

그는 가만히 듣고 있다가 고개를 끄덕이며 말했다

“그렇게 풀만 많이 먹고 단순하게 소식하면 당뇨와 고혈압이 좋아지기라도 한다는 거야.”

“당연합니다. 좋아지는 정도가 아니라, 완치도 될 수 있습니다.”

그는 당뇨 발병 2년차로 초기였다. 심한 피로감과 약간의 어지러운 증세가 있어 종합검진을 받고 당뇨를 발견했다. 양약을 먹으면 평생관리를 하며 식사와 운동요법으로 관리해야 한다는 상식을 믿고 나름대로는 지키고 있던 터였다. 그는 공복혈당 180~200mg/dℓ 정도에 식후 2시간 혈당 250~280mg/dℓ 정도에 혈압은 150-100 정도였다. 당뇨와 고혈압이 있어 업무적 스트레스 외에 건강염려증도 만만찮은 상태였다. 그런데도 절대 해선 안 될 술과 담배를 끊지 못했다. 대신에 영양보충을 위해 열심히 먹어야 한다는 의식을 지니고 있었다.

필자는 그에게 건강경영의 방법을 알려주었다. 당뇨와 고혈압을 유발하는 식습관을 개선하고 당뇨식단을 잘 지키며 덤으로 고혈압까지 해소할 수 있다는 것을 강조했다. 약을 끊고 생채식으로 당뇨 완치를 시킨 의사들의 이야기도 해주었다. 그러자 그가 솔깃해하며 그렇게 해보겠다고 했다. 기존의 당뇨 식이요법의 그 어렵고도 복잡한 메뉴보다 훨씬 쉽고 간단한 당뇨식단의 개념정리를 흔쾌히 받아들였다. 또 당뇨의 자연치유법을 일일이 노트하며 철저하게 지키겠다고 확고한 결심을 했다. 그리고 한 달쯤 뒤에 그가 전화를 했다.

"이거 진짜 되네. 약 끊고 당뇨식단 철저히 지키며 운동측정기로 하루 2만보씩 걸으니까, 혈당이 엄청 내려갔어. 오늘 한 달 만에 병원 가서 측정해봤는데, 공복혈당이 110〜140이고 식후혈당이 170〜220 정도고 혈압은 130−90정도로 나왔네. 깜짝 놀랐어. 이렇게 효과가 좋을지 몰랐네. 앞으로 계속하면 당뇨완치도 될 수 있겠다는 생각이 드네. 고마워. 더 빠른 효과를 보려면 어떻게 하면 되지."

그는 약간 들뜬 상태로 신바람이 나서 말했다.

필자는 그에게 영양 불균형의 원리를 설명해주며 건강경영을 위한 통합적 요법을 알려주었다.

그 후 두 달이 넘어가면서 공복혈당은 정상으로 회복되었고 식후혈당도 거의 정상 범위권으로 들어왔다. 단, 식후혈당이 약간 불안정한 부분은 어떤 경우든 술과 담배를 끊을 것을 주문했다. 그리고 3개월 쯤 되었을 때, 그가 저녁식사에 초대를 했다.

그는 나를 보자 말자 뛸 듯이 기뻐하며 반갑게 맞이했다.

"자네 덕분에 진짜 자연치유가 되었어. 혈당과 혈압이 완전 정상으로 돌아왔어. 약물을 끊고 식단만 조절해도 이렇게 된다는 것이 완전 기적이야. 병원 가서 재보니 공복혈당 90〜120, 식후 2시간 혈당이 160〜190이야. 고마워서 한턱 쏘고 싶네. 오늘은 한잔 마셔도 되겠지."

"술은 안 됩니다. 아직은 안심할 수 없습니다. 당뇨식단이나 통합적요법이 생활화되어 건강경영이 완전 흑자가 되기 전까진 조심하셔야 합니다."

"건강경영이 완전 흑자가 될 때까지가 언제지?"

"적자가 심해지면 몸에 병이 생기잖습니까. 고혈당이나 고혈압이 적자의 상태를 나타내는 것이니까, 그런 것이 정상화되면 일단 흑자 상태입니다. 그러나 혈액검사로 중성지방과 콜레스테롤을 비롯한 각종 수치가 아주 양호할 때, 완전 흑자가 되는 겁니다."

그는 웃으며 말했다.

"알았네. 오늘 밥만 먹고 건강경영을 하지."

그는 지금 완전 정상상태이다. 건강경영에 성공해서 완치가 됐다. 자기의 몸과 마음 주식회사 CEO로 식단개선과 운동에 시간투자를 하고 흑자경영을 한 결과였다. 그는 평소의 성실한 성격 그대로 철저하게 건강경영을 했던 만큼 당연한 결과였다.

쉽고 효과적인 당뇨식단의 개념을 정립하라.

기존의 당뇨 식이요법은 어지간한 암기력으로는 잘 외워도 지키기가 어렵다.

당뇨 식단교환표도 마찬가지다. 이해하고 적용하는 것이 결코 만만치 않다. 어떤 책에는 칼로리 계산을 비롯한 다양한 레시피로 보는 것만으로 힘들게 하는 경우도 있다. 그쯤 되다보니, 식이요법을 지키기가 쉽지 않다.

"1993년 미국 당뇨병학회지의 논문에 따르면 당뇨병 식이요법이 어려워서 대부분의 사람들이 지키지 않는다는 결론이 나왔다."

아마도 우리나라는 훨씬 더 어려울 것이다. TV드라마에서 식사를 하는 것을 보면 반찬기본이 6가지에서 10가지이상이다. 그러니 기존의 당뇨 식이요법이 얼마나 난해하겠는가.

당뇨식단이 그렇게 복잡하고 어려울 이유는 없다. 명확한 원칙을 세우고 개념을 숙지하면 된다. 주사와 약물을 끊고 근본적 원인을 제거하여 자연치유력을 극대화하면 되는 것이다.

● 지방질과 당질의 음식을 분리한다.

전통식에서 양식이 급격히 들어온 나라는 거의 예외 없이 당뇨가 창궐했다.

서구의 식단이 유입되기 전, 다량의 탄수화물을 섭취하는 동양인이나 아프리카인들에게는 당뇨가 거의 없었다는 것이 그 사실을 뒷받침해준다. 오랜 세월 동안 유전적으로 탄수화물을 잘 처리했다는 뜻이다. 그런데 서구 식단이 도입되면서 당뇨가 급격히 증가하고 있다. 세계당뇨 인구의 60%가 아시아인이라는 사실이 당질과 지방질 충돌의 위험성을 나타낸다.

예를 들면, 일본의 식단이 서구화되어 갈수록 당뇨가 폭발적으로 늘어나는 보고를 보면 알 수 있다. 40세 이상의 일본인을 대상으로 한 연구에서 1980년 이전에는 당뇨의 발병률이 1~5%에 불과했다. 하지만 1990년까지 수치는 11~12%로 증가했다. 서구의 식단이 전통 일식과 혼합되면서 앞으로는 그 수치가 더 늘어날 것으로 예측된다.

우리나라도 사정은 마찬가지다. 1970년 이전엔 채식중심으로 당뇨는 전체의 1%미만으로 드물었다. 그런데 1980년대가 되자 육식 열풍이 불어서 증가했고 1990년대엔 육식과 가공식, 냉동식의 패스트푸드와 외식문화열풍으로 당뇨가 급증했다. 2000년대엔 동, 서 식단이 결합된 퓨전 음식 열풍으로 당뇨가 폭증했다. 국경 없는 퓨전 음식들이 먹자골목을 채우고 있고 가정식도 혼란스럽다. 1980년대만 해도 최고의 외식은 자장면이었는데, 지금은 저녁으로 피자나 콜라, 혹은 스파게티를 먹는다. 한마디로 전통적인 탄수화물식에서 지방질과의 충돌이 일어난 것이다.

그렇게 되면 인체에서 가장 부담을 느끼는 부위는 소화관이고 췌장이다. 과잉된 동물성 지방과 과잉된 당질처리에 혹사를 당한다. 췌장은 외분비액으로 췌액을 분비하기에 바쁘다. 한마디로 총체적인 소화관의 과부하 대란이 생긴다. 단순하게 탄수화물과 섬유질 중심으로 섭취하던 때와는 너무 달라진 생리적 변화로 췌장의 기능이 저하되는 것이다. 또한 근육 속에 지방이 축적되면서 세포의 인슐린 수용체에도 덩달아 문제가 생긴다. 그러한 메커니즘의 결과가 당뇨가 되고 고혈압이 된다.

따라서 소화관과 췌장의 혹사와 기능저하를 위해서는 반드시 지방질과 당질의 음식을 분리하여야 한다. 한의학 경전인 〈황제내경〉에서도 기름진 음식을 많이 먹는 사람은 발에 큰 악성 종기가 생긴다는 구절이 있다. 그 의미는 당뇨로 만성합병증에서 흔히 나타나는 족부궤양이 생긴다는 뜻이다. 조선시대의 세종대왕이 당뇨로 고생하였다는 것도 비슷한 원리이다. 탄수화물과 기름진 음식(지방질)을 섞어서 먹으면 대사기능에 문제가 생기기 쉽다.

지방질과 당질의 음식을 구분하는 것만으로 치유효과는 엄청나다. 지방질과 당질의 대사충돌을 없애는 것만으로 체중도 줄고 혈당이 내려가며 합병증의 위험도 그만큼 줄어든다.

● 동물성 육류는 제한하고 식물성단백질과 식이섬유의 음식을 결합한다.

고기, 생선, 계란, 우유를 먹지 말라는 황성수 박사의 주장에 동의한다.

동의하지 못하는 부분은 초기의 경미한 당뇨이거나 당뇨가 완치된 이후의 식단의 문제이다. 고혈당이나 만성 합병증의 동물성 육류 금지는 당연하다. 하지만 극심하지 않은 상태에서 사회생활을 하며 완전 단절은 쉽지 않은 것이 문제이다. 그런 때는 음식충돌이나 소화관을 비롯한 췌장의 혹사를 피하도록 노력해야 한다. 동물성 육류가 주식인 몽고인이나 알라스카인들이 당뇨나 고혈압이 거의 없다는 사실을 생각해보라. 자동차가 문제가 있는 것이 아니라, 복잡한 도로와 교통량 때문에 충돌사고가 난다. 동물성 육류도 마찬가지다. 육류를 제한하라는 이유는 80년대 이후의 대한민국의 엄청난 동물성 육류섭취의 침공과 지배로 인한 누적된 과잉 단백질이나 지방을 몰아내자는 뜻이다. 체내 엄청나게 누적된 잉여 동물성 단백질과 지방을 줄이기 위해선 식물성으로 대체하자는 것이다.

단, 심각한 당뇨나 고혈압, 암 등의 대사증후군은 그만큼 동물성 육류의 독성이 체내에 잔류하기 때문에 완전단절을 하는 것이 바람직하다. 그래야 빠른 효과가 나타난다.

동물성 육류의 단백질이나 지방질의 과잉으로 인한 독성을 가장 잘 제거하는 것은 식물성이다. 동물성과 식물성은 반대의 작용을 하기 때문이다. 동물성은 교감신경을 항진시키고 식물성은 부교감신경을 항진하는 작용이 있다. 그래서 채식국가는 늘 육식국가의 침략을 받아 속국이 되고 육식주의자들은 공격적이고 채식주의자들은 방어적이다.

독성의 측면에서 보면 육류에는 인체에 유해한 포화지방과 콜레스테롤이 엄청나게 많다. 그 성분들이 체내에 유입되면 끈적끈적한 지방질이 혈액의 점성을 높인다. 또한 콜레스테롤이 혈관에 이끼처럼 붙어 각종 합병증을 일으킨다. 육류의 지방들이 체내에서는 그렇게 해로운 작용을 한다. 그런데 다행스러운 것은 그 해독제가 식물성이다. 식물성단백질과 식이섬유를 많이 섭취하면 그 해를 최소한으로 줄일 수 있다는 점이다.

생야채는 식물성 화학물질을 해독한다. 또한 암, 감염, 세포 파괴 상황에 맞서는 효소들을 도우며 세포손상을 치유하는 또 다른 효소들을 돕기도 하기 때문이다.

생야채는 이러한 생화학적 작용을 통해 육류와 최상의 궁합을 이룬다. 그래서 육류와 식이섬유를 결합한 경우에는 당질인 밥이나 빵의 섭취를 제한해야 하는 것이다.

● 저염식으로 섭취하고 당분을 제한한다.

소금섭취량의 많아진다는 것은 건강에 적신호다. 체내수분이 많아지며 혈액은 산성화되며 동맥경화를 비롯한 심장병, 뇌출혈의 원인이 된다. 또한 염분중독에 대한 인체 반응은 자연스럽게 당분중독으로 기울게 되면서 당뇨병과 지방간, 고콜레스테롤을 유발시킨다.

왜 염분중독이 당분중독을 유발할까? 염분과 당분의 비율을 생각하면 잘 알 수 있다.

일반적으로 우리나라는 고염분 섭취국가다. 하루 15g으로 일일권장량 6g보다 2.5배 높은 섭취량이다. 다른 나라 식단에 비해 엄청나게 짜고 매운 음식류가 많다. 그 결과 염분을 받아들이기 힘든 체질은 상대적으로 당분섭취를 배가 시킨다.

소금과 당분은 시너지관계이다. 소금이 많아서 짜게 되면 설탕을 넣어서 중화시키고, 설탕이 많아 달면 소금을 타서 중화시키는 원리가 그러하다. 한식의 짠 소금 발효식품을 먹으면 밥을 많이 먹게 되는 당분중독이 생긴다. 예를 들면, 예로부터 간장게장을 밥도둑이라고 한 것을 보면 알 수 있다. 그런 이유로 우리나라 사람들은 유독 당분함유가 된 떡이나 조청, 사탕 등을 비롯한 당분을 좋아한다. 과다하게 먹는 염분을 중화시키기 위해 당분섭취율을 높이는 현상이다. 그렇게 되면 염분중독으로 인해 당분중독이 함께 동반된다. 끝없이 염분섭취 대비 당분섭취를 올려 마침내 동맥경화, 심장병, 뇌졸중, 당뇨병 등의 생활습관병이 기하급수적으로 늘어나게 한다. 따라서 저염식으로 소금의 섭취를 줄이고 당분섭취를 제한하는 것이 마땅하다. 저염식으로 섭취하고 당분을 제한하는 것만으로 당뇨의 증상개선과 혈당조절에 효과를 높일 수 있다.

● 미네랄과 효소, 비타민 섭취를 늘인다.

서구화된 식단의 문제는 단백질, 지방, 탄수화물만 대량으로 섭취한다는 점이다.

반면에 상대적으로 미네랄과 효소, 비타민 섭취는 부족하다. 대부분 그 미량영양소는 채소와 과일, 해초류에서 얻을 수 있는 것으로 충분하다고 생각한다. 그러나 대량 영양소 중심의 식단에서 미량영양소의 상대적 결핍은 심각하다. 특히 우리나라 국민은 93%가 채소섭취가 부족하다는 보고가 있다. 채소섭취가 부족하여 권장량에 못 미치고 김치가 전체 섭취량의 40%인데, 그것 때문에 오히려 채소와 과일섭취량이 더 줄어든다. 밥 한 그릇에 맵고 짠 김치를 얼마나 섭취하겠는가. 그것보다는 신선한 과일과 생야채를 섭취하고 녹즙을 마셔야 필요량이 충족된다. 미네랄과 효소, 비타민의 불균형은 다양한 질병의 원인이 된다. 미량영양소는 생명 활동에 아주 중요한 역할을 하기 때문이다. 미네랄을 예로 들면 기본적으로 생명활동에 필요한 미네랄은 70종에 달하며 이러한 미네랄은 하나하나가 체내에서 중요한 작용을 한다. 효소와 비타민의 중요성도 마찬가지이다. 이들 미량영양소의 결핍은 당뇨의 주원인이 되는 대사기능 저하를 초래하며 증상을 악화시키는 작용을 한다. 따라서 미량영양소의 섭취는 지금의 3배 이상 늘여야 당뇨혁명의 기본적인 준비를 할 수 있다. 즉 당뇨로부터의 해방을 할 수 있는 최소한의 조건을 충족할 수 있는 것이다.

3.

지방질제한식 VS 당질제한식,
어느 쪽이 맞는가?

지방질제한식과 당질제한식의 문화적 식생활의 차이

이 두 가지 식사법은 제각기 최선의 당뇨개선의 효과가 있다고 주장한다.

상반되는 개념이지만, 서로의 주장이 논리적으로 상당한 설득력을 갖고 있다. 문화인류학적인 비교를 비롯해서 실험의 결과를 보면, 어느 쪽이 맞는지 혼동이 된다.

과연 어느 쪽이 맞을까? 지방질제한식과 당질제한식의 비교를 통해서 알아본다.

지방질제한식의 연구와 실험결과

전통적으로 서양의학은 지방질제한식을 당뇨 식이요법의 텍스트로 간주했다.

칼로리를 줄이고 고 탄수화물에 저지방이 최선이라는 연구결과를 발표했다. 그들의 연구결과를 보면 그럴 수 있다는 이해가 간다. 먼저 문화인류학적 비교연구를 보면 세계 각국의 당뇨발병현황으로 한국, 일본, 중국, 태국과 기타 아시아 국가에서 당뇨는 극히 드물었다는 점이다. 당질 섭취가 많은 아프리카 일부에서도 비슷하게 발병이 드물었다.

이 연구에서 당질 섭취가 많은 아시아와 아프리카에서는 쌀과 기타곡물, 전분, 채소, 콩, 음식과 국수가 주식이었음을 주목한다. 유럽이나 북미보다 더 많은 탄수화물을 섭취하면서도 당뇨가 극히 드물었다는 점을 지적한 것이다. 체중문제도 유럽과 북미보다 상대적으로 아시아인들이 비만이 적었다. 또 심장병과 몇 가지 유형의 암도 드물었다.

일본인을 모델로 보면, 일본 거주민들은 심장병과 암도 드물었고 수명은 유럽이나 북미보다 길었다. 그러나 북미로 이민을 간 일본인들은 당뇨 발병률이 높았고 심장병이나 비만도 훨씬 흔하게 나타났다.

지방질제한식을 한 실험결과.

▶ 1979년 켄터키 대학의 연구자들이 1일 평균 26단위의 인슐린을 투여 받는 2형 당뇨병 남자 20명을 연구했다. 식단은 풍부한 야채, 과일, 곡물과 콩을 포함하는 섬유질과 탄수화물이 풍부한 식단이었다. 거의 채식으로 동물은 지방을 비롯해 완전히 지방을 배제했다.

프로그램 16일 후, 환자 중 절반 이상이 거의 인슐린 투여를 중단할 정도로 호전됐다. 혈당은 전보다 낮아졌다. 나머지 사람들도 인슐린 투여량이 현저히 줄었다. 단, 이 연구는 참가자들이 실험기간 동안 연구병동에서 거주하는 관계로 가정식에서의 결과를 예측하기가 어려운 점이 있었다. 또 연구의 기간이 짧아서 장기간 지속 여부가 불분명한 점이 있었다.

▶ LA 캘리포니아 대학에서 수행한 연구는 197명의 남자들이 3주간 식단 변화 및 운동 프로그램에 등록하여 거의 같은 결과를 보였다. 이 집단 중 140명이 혈당이 떨어져 약물치료를 중단하였다. 단, 이 연구는 병원에 입원해서 하지 않은 관계로 식이요법과 운동의 효과를 구분할 수는 없었지만 어느 정도 일정한 성과는 거두었다.

▶ 그 후의 연구결과도 일정한 성과를 거둔 것으로 보고되었다.

이 연구의 특징은 동물성 지방을 비롯해서 식물성 지방까지 완전 배제하기 때문에 영양보충을 위해 복합비타민을 복용하게 했다. 이상의 연구와 실험결과로 보면, 많은 부분 수긍이 되며 상당히 과학적인 것 같다. 이러한 내용들은 닐 D 버나드의 '약 없이 당뇨병 이겨내기'에 구체적으로 나와 있다.

당질제한식의 연구와 실험결과

당질제한식은 전통적인 당뇨의 식이요법과 상당히 다르다.

현대인의 식습관과도 크게 차이가 나며 편중한 식사라는 느낌이 든다. 저당질에 고단백질과 고지방의 식사이기 때문이다. 서양의학에서 주장하는 고탄수화물에 저지방식이 아닌 고지방이며 고단백질은 기존의 관념을 파괴하기에 충분하다.

그러나 문화인류학적인 비교연구를 보면, 그렇게 할 수도 있다는 수긍이 된다.

알래스카나 그린란드에 사는 이누이트족의 식생활은 저당질과 고지방질, 고단백질이다.

이누이트족은 극한의 땅에서 곡식이나 야채를 생산할 수 없다. 극히 소량의 풀이나 과실, 해조류 등을 제외하고는 대부분 사냥으로 얻은 육류나 생선에 의존한다. 이누이트족의 식생활은 당질제한식보다 훨씬 철저한 저당질, 고단백질, 고지방질로 구성되어 있다. 그들은 그와 같은 식생활을 몇 천년동안 계속해 오고 있다.

그런데 그와 같은 이누이트족의 식생활에 대한 연구결과가 흥미롭다.

1960년대에 덴마크의 다이아베르그 박사가 덴마크령의 이누이트에 대해 연구조사를 실시했다. 이 연구이전에 고단백질과 고지방의 식사라면 당시 서양의학의 상식으로 판단하면 심장질환 등의 혈관성질환이 분명히 많을 것으로 예상했다. 하지만 연구결과는 놀라울 정도로 다르게 나왔다.

"덴마크인과 이누이트는 거의 같은 인종으로 식생활의 총 칼로리 중 지방이 차지하는 비율이 40~50%라는 점에서도 거의 같다. 그런데 덴마크인의 허혈성 심장질환(협심증과 심근경색)에 의한 사망률이 35%에 달하는데 그린란드의 이누이트는 5%밖에 되지 않았다. 그리고 덴마크 본토로 이주한 이누이트는 심장질환에 의한 사망률이 덴마크인과 같은 비율이었다."

편중된 식사를 하고 있다고 여겨졌던 이누이트족이 현대적인 식사를 하는 덴마크인보다 심장질환이 훨씬 적었다. 연구에 의하면 이누이트에게 적은 병은 심장질환뿐만 아니었다. 뇌경색이나 심근경색, 동백경화 등의 혈관병변 또는 류머티즘, 궤양성 대장염, 충수염, 치주염 등의 염증, 암이나 당뇨병 등 현대의 선진국에 많이 나타나는 대부분의 병이 극히 적었다.

당질제한식의 실험결과.

▶ 일본의 다카오 병원에서 당질제한식을 실시했다. 100여명의 입원환자는 모두 극적인 개선을 보였다. 당질제한식을 실시한 다음 날부터 하루 요당이 6분의 1이하로 떨어졌다. 혈당치도 100mg/dℓ이나 내려가는 놀라운 효과가 나타났다. 그리고 퇴원이후에도 이 식단을 지속함으로써 당뇨 증세를 아주 양호한 상태로 유지했다.

▶ 지금까지 일본의 다카오 병원에서 당질제한식을 실시해 당뇨병이 개선된 환자는 입원과 외래를 합쳐 200명 이상이다. 이중 2001년에서 2003년까지 입원해서 당질제한식 치료를 받은 환자는 50명으로 남성이 27명, 여성이 23명이다. 이 50명 중에서 결과를 제대로 추적할 수 있는 42명이었다. 42명 전원에 대한 당화혈색소를 보면 전체의 90%에 가까운 37명이 개선되었다. 게다가 이 중에서 정상수치인 6.5%이하가 22명으로 전체의 과반수에 해당한다.

42명의 평균 수치로 보면 입원한 시점에는 9.1%였던 것이 최근의 데이터에서는 7.2%로 대폭 개선되었다. 당뇨에 관한 식이요법의 변화만으로 당화혈색소 수치가 이렇게 비율로 현저히 개선된 것은 드문 일이다. 이상의 연구결과를 보면 상당히 과학적이고 희망적이다. 이러한 내용들은 에베 코지의 "당뇨병엔 밥 먹지 마라"에 자세히 나와 있다.

지방질제한식과 당질제한식에 관한 체질의학적인 비교검토

지방질제한식은 전통적으로 고지방식단을 했던 유럽과 미국을 대상으로 했다.

반면에 당질제한식은 전통적으로 고당질식단을 했던 일본에서 행했다. 그 두 문화권을 비교하면, 전통적으로 대량으로 섭취한 것을 제한했음을 알 수 있다.

또 한 가지는 서양은 양기가 왕성한 토질의 영향으로 지방의 양기를 제한하는 것이 적합하다. 대신에 고탄수화물은 수곡(水穀)으로 불리는 음기이기 때문에 음기를 많이 섭취함으로써 균형을 잡는 것이 맞다. 반면에 일본은 음기가 왕성한 토질의 영향으로 음기를 제한하는 것이 적합하다. 대신에 양기인 지방질(脂肪質)을 섭취함으로써 균형을 잡는 것이 맞다.

체질의학적으로 균형의 식단을 맞추고 있음을 알 수 있다.

문화인류학적 비교연구의 결과도 아시아나 아프리카에서 고당질의 식사를 했음에도 당뇨가 유발되지 않는 것은 지방섭취가 적었기 때문으로 볼 수 있다.

반면에 그린란드의 이누이트가 고지방질의 식사를 했음에도 당뇨나 각종 질병이 유발되지 않은 것은 당질 섭취가 적었기 때문으로 볼 수 있다. 또 덴마크에 거주하는 이누이트의 심장병 발병률이 높아진 것은 상대적인 문화적 조건 때문에 당질 섭취가 높아지기 때문이라고 판단된다. 체질의학적으로 보면, 이 두 가지의 식단은 지방과 당질의 충돌을 피함으로서 안전했으며 서로의 문화적, 환경적 조건으로 볼 때, 맞는 방법이라고 할만하다.

지방질제한식 VS 당질제한식의 비교에 따른 결론

이 식이요법들은 어느 쪽이 맞는 것이 아니라, 환경적 조건에 따르면 다 맞다.

이 두 가지 식단의 장점을 통해서 얻은 결론은 지방질과 당질을 분리시키는 식단이 최선이라는 것을 알 수 있다. 그 이유는 췌장은 음의 장기로 당질과 지방질을 동시에 처리하기엔 적합하지 않기 때문이다.

체질의학에서 체질에 따라 육식과 채식을 구분하는 이유도 그와 같은 맥락이다. 췌장의 기능이 약한 태양인체질은 채식이 적합하고, 췌장의 기능이 강한 태음인은 육식이 더 적합한 이치와 같다. 따라서 이 두 가지의 식단에서 혼란을 느낄 이유는 없다.

한국인의 체질에 맞는 것으로 지방질제한식과 당질제한식 중에서 선택을 하면 된다.

기본적으로 한국인은 일본인의 식단과 유사성이 많으므로 당질제한식이 적합하다. 그러나 서구적인 식단을 선호하고 육류섭취가 지나치게 많았다면 지방질제한식을 하는 것이 적합하다. 그리고 그 기준이 뚜렷하지 않다면, 평상시의 식단에서 지방질제한식과 당질제한식을 병행하는 것이 바람직하다.

만약 어느 요법이든 독하게 실행하면 반드시 효과가 있다. 최근에 식이요법으로 당뇨의 족쇄인 주사와 약물을 끊고 완치자의 대열에 들어선 분들을 보면, 이들 식이요법을 혼용한 경우가 많았다. 지방질과 당질을 공히 제한하고 미네랄과 효소, 비타민을 늘이며 식물성 단백질을 충분히 섭취했다. 그 결과는 놀라운 결과로 당뇨혁명이 일어났다. 즉 주사나 약물의 족쇄를 끊고 당뇨로부터 해방이 된 것이다.

따라서 결론은 체질에 따라서 지방질과 당질을 분리하는 식단을 지키는 것이 당뇨의 증세개선과 혈당을 내리는데 효과적이다.

4.

당뇨를 치유하는 건강한 음식 VS 나쁜 음식

당뇨를 치유하려면 음식을 분별하라.

같은 종류의 음식이라도 건강한 음식이 있고 나쁜 음식이 있다.

KBS생로병사의 비밀 '대사증후군-3명중의 1명이 걸린다.' 에서 조선족들이 한국생활을 하며 대사증후군이 발생하는 이유를 추적 조사한 것이 방영되었다. 중국의 용정과 연길지역에 거주하는 조선족들은 정상인데, 한국 강남 양재동에 사는 조선족들은 대사증후군이 높았다. 그러한 사실로 미루어 좋은 음식과 나쁜 음식이 대사증후군에 미치는 영향을 알 수 있다. 원산지와 신선도, 고유한 성분, 환경에 따라 건강한 음식과 나쁜 음식으로 분류할 수 있다. 건강체질도 음식을 분별해야 하지만, 당뇨체질은 특히 그 구분을 하는 안

목을 지니는 것이 좋다. 자칫 건강에 좋다고 섭취한 음식이 나쁜 음식이라면 혹을 떼려다 붙인 혹부리영감의 꼴이 될 수 있다. 음식을 명확히 분별하는 것은 식이요법의 기본이다. 최소한 나쁜 음식을 구분할 수 있다면 당뇨로 인한 주사와 약물의 족쇄를 절반쯤은 풀어낸 것과 마찬가지이다. 반드시 숙지하여 음식을 약으로 만드는 노력을 하는 것이 바람직하다.

건강한 탄수화물과 나쁜 탄수화물

● **건강한 탄수화물 – 안남미, 현미, 통밀가루, 호밀, 메밀, 율무, 대두**

안남미와 현미는 혈당조절에 최고로 효과적이다. 밀과 호밀은 식후혈당의 상승을 억제한다. 메밀은 인슐린의 민감성을 높여주는 마그네슘과 아연 등이 풍부해서 혈당을 내리며 췌장의 기능을 활성화한다. 율무는 당뇨예방에 도움이 된다. 대두는 혈당, 혈압 콜레스테롤, 중성지방 등의 수치를 내리는 효과가 있다.

● **나쁜 탄수화물 – 흰 밀가루, 다용도 밀가루, 튀김류, 라면, 컵라면, 피자**

흰 밀가루나 다용도 밀가루는 방부제와 글루텐성분이 있어 당뇨에 해롭다. 튀김류는 지방과 당질의 결합으로 대사기능을 저해하기 때문에 당뇨에는 매우 좋지 않다. 라면과 컵라면은 당뇨에는 쥐약과 같다. 피자는 치즈의 지방질과 밀가루의 당질이 결합되어 대사기능을 떨어뜨리기 때문에 당뇨에는 좋지 않다. 또한 피자와 콜라의 결합은 최악이다.

건강한 단백질과 나쁜 단백질

● **건강한 단백질 – 가물치, 붕어, 잉어, 장어, 유황오리, 칠면조, 생선, 살코기(스테이크)**

가물치, 붕어, 잉어, 장어는 대표적인 민물고기로써 탄수화물과 단백질, 비타민B군과 미네랄이 많이 함유되어 당뇨에 도움이 된다. 기름기 없는 닭고기, 껍질 없는 닭고기, 칠면조 가슴살, 생선 살코기는 대개 1인분에 3g 이하의 지방이 들어 있어 중성지방이나 콜레스테롤의 수치를 낮추는데 도움이 된다.

● **나쁜 단백질 – 갈비, 소시지, 햄버거, 가공육, 냉동 육류, 캔 육류**

갈비와 소시지는 지방함유량이 많아 1인분에 지방이 8g이나 들어 있다. 혈액의 점성을 높이고 혈관을 약화시키는 요인이 된다. 특히 햄버거는 단백질이 많기는 하지만, 그만큼 지방과 당질이 결합되어 혈당을 올리는 위험성이 높다. 가공육, 냉동 육류, 캔 육류는 무조건 섭취하지 않는 것이 좋다.

건강한 지방과 나쁜 지방

● **건강한 기름 – 포도씨유, 대마씨유, 올리브유, 호도유 아몬드유, 오메가-3**

좋은 지방은 건강에 매우 유익하다. 건강생활을 위해서는 반드시 좋은 지방을 사용해야 하고 섭취해야 한다. 건강한 지방과 오일은 당뇨의 자연치유를 위해서는 필수적이다.

● **나쁜 기름 – 트랜스지방(마가린, 쇼트닝, 베이컨), 튀김류, 후라이드치킨, 포테이토 칩**

트랜스지방은 나쁜 콜레스테롤수치를 상승시킨다. 튀김류나 후라이드치킨, 포테이토 칩은 수소화된 오일과 나쁜 트랜스 지방을 포함할 확률이 매우 높다. 하루에 5g의 트랜스지방을 먹으면 심장병 발병의 위험률을 25%나 상승시킨다는 보고가 있다. 트랜스지방으로 인해 비만과 대사질환이 유래 없이 증가하고 있다. 트랜스지방은 빠른 체중 증가와 복부비만으로 만들기 쉽다. 트랜스지방은 간 기능부전과도 연관되어 있고 당뇨와도 관련이 깊다.

건강한 식이섬유와 나쁜 식이섬유

● **건강한 식이섬유 – 매실, 두릅, 알로에, 우엉, 마, 연근, 토란, 버섯, 석류, 키위,**

매실은 혈당을 내리는 효과가 있다. 두릅에 함유된 사포닌에는 혈당을 내리는 작용이 있다. 알로에는 혈당을 내리는 효능이 있고 인슐린을 생성하는 췌장의 베타세포가 파괴되는 것을 억제하거나 재생하는 효과도 있다. 우엉은 혈당을 내리는 작용력이 있다. 마는 뮤틴 성분의 다당체가 있어 콜레스테롤 수치를 내리며 혈당의 상승을 억제한다. 연근에 함유되어 있는 무틴은 탄수화물의 흡수를 지연시키고 혈당을 내리는 효과가 있다. 토란에 함유되어 있는 무틴과 갈락탄은 혈압이나 혈중 콜레스테롤 수치를 내려준다. 목이버섯, 무이버섯, 표고버섯은 비타민B군과 니아신이 있어 혈당을 내리는 효과가 있다.

● **나쁜 식이섬유 – 캔에 든 야채, 캔에 든 과일, 냉동야채, 식용유로 버무린 나물류**

캔에 든 야채나 과일은 신선도나 영양소가 떨어진다. 냉동야채는 나트륨, 트랜스지방이 함유되어 있을 가능성이 높기 때문에 피하는 것이 바람직하다. 식용유로 버무린 나물류는 나쁜 기름일 경우 야채의 식이섬유가 좋다고 해도 해로운 작용을 할 수 있다. 당뇨에는 특히 좋은 기름을 사용해야 하기 때문이다.

건강한 미네랄과 나쁜 미네랄

● **건강한 미네랄 – 모시조개, 굴, 다시마, 미역, 김, 우뭇가사리**

모시조개에는 인슐린의 합성에 관여하는 크롬성분이 다량 함유되어 당뇨에 도움이 된다.

또한 오래전부터 당뇨로 인한 갈증에 효과가 좋다고 알려져 있다.

이밖에도 질 좋은 단백질과 비타민 B1, 타우린, B12가 풍부하게 함유되어 있다.

굴은 칼슘이 풍부하고 인슐린의 기능을 활성화해주는 아연이 다량 함유되어 혈당을 내려준다. 또한 굴의 점액에 있는 타우린은 간장의 기능을 강화해주고 혈압을 내리는 효과가 있다.

다시마는 요오드의 함유량이 많아 대사기능을 활성화하여 혈당을 조절하는 효과가 있다.

미역은 혈압을 내리는 효과가 있으며 마그네슘을 함유하여 당뇨의 증세를 개선한다.

김은 단백질, 칼슘, 철을 비롯하여 인슐린의 합성에 필요한 아연이나 크롬이 많이 함유되어 있다. 당뇨를 개선하는 미네랄 성분이 가장 많아서 매일 섭취하는 것이 좋다.

우뭇가사리에 함유된 수용성 단백질은 혈당을 내리는 효과가 있다.

● **나쁜 미네랄 – 정제염, 설탕, 과자류, 사탕, 캔디 바, 쿠키, 콜라, 아이스크림**

정제염은 유익한 미네랄을 제거하고 염화나트륨으로만 구성되어 있기 때문에 많이 섭취하면 혈액을 탁하게 하고 고혈압의 위험을 높

인다. 또 설탕은 혈류에서 산과 알칼리의 비율을 변화시켜 더 산화
시킨다. 설탕이 생성하는 산으로 인해, 산과 알칼리 비율은 안 좋은
상태에 빠지게 한다. 설탕은 대표적인 미네랄 도둑으로 췌장과 인슐
린생성에 도움이 되는 크롬, 아연, 마그네슘, 비타민B, 칼륨, 칼슘을
뺏는다. 따라서 당뇨 증세가 있다면 절대로, 절대로 설탕이 함유된
과자류, 사탕, 캔디 바, 쿠키, 콜라, 아이스크림을 섭취하지 말아야
할 것이다.

5.

자연치유력을 극대화하는 당뇨식단의 매뉴얼

식단은 자연치유력을 극대화하는 치료제다.

잘 먹고 잘사는 법은 말 그대로 잘 먹어야 잘 산다는 것을 뜻한다.
그 사실은 2002년 방송대상, 다큐멘터리작품상을 수상한 SBS의
'잘 먹고 잘사는 법' '제 1부 식탁위의 작은 혁명' 을 보면 확인할 수
있다. 그 프로는 먼저 끔찍한 동물성 육류의 가공할만한 위험성을
경고하고 실제 사례를 보여준다. 그 사례로 미국의 먹거리 변화를
집중적으로 보도한다.

"미상원 영양특별위원회 보고서에서, 암, 당뇨병, 고혈압, 심장병
등은 물론 정신분열증까지도 잘못된 식생활이 주원인이다."라고 했
다. 또 해결책으로는 "식생활 개선으로 심장병의 25%, 당뇨병의

50%, 암의 20%를 예방할 수 있다. 20세기 초의 식사로 되돌아가야 한다.”는 결론을 내렸다. 실제 서구의 중산층은 채식중심의 동양음식으로의 회귀를 하고 있었다.

완전채식으로 신선한 과일과 야채를 섭취해서 건강해지는 원리와 이유를 밝혔다. 다양한 콩제품을 섭취하며 곡류와 생야채중심으로 미국지식인을 중심으로 불고 있는 식탁의 변화를 보도했다. 또 ‘잘 먹고 잘사는 법’의 ‘제 2부 기적을 만드는 식사’에서는 서구식 육류중심의 식단의 폐해와 실제 체험사례가 방영되었다. 대표적인 폐해 사례로 호주의 원주민들이 서구식 육류중심의 식사를 하면서 2/3이상이 당뇨와 심장병 등의 질환에 걸렸다는 결과를 알려주었다. 또한 그로 인해 그들은 40~50대에 사망한다는 충격적인 실태를 확인해 주었다.

청량음료의 당분으로 인한 패트병 증후군이나 동물성 육류로 인한 심각한 비만과 대사증후군의 문제도 다루었다. 아시아인의 당뇨에 대해서 미국당뇨협회 회장은 이렇게 말했다.

“서구인과 아시아인의 비만과 당뇨의 패턴은 조금 다릅니다. 서구인은 체질량지수 27일 때 외관상 비만일 때 당뇨가 걸립니다. 그러나 아시아인은 체질량지수가 24일 때라도 당뇨병에 걸립니다.”

그는 전통적으로 곡채식 위주의 식단을 했던 아시아인들이 서구식 식단을 하면 위험성은 그만큼 더 높다는 것을 지적했다. 그 프로에서는 당뇨로 인해 선수생활을 접어야 했던 야구선수 심명보를 비롯하여 고혈압, 중성지방, 아토피 등의 위험군을 대상으로 곡채식 위주의 식단으로 실험하는 결과를 보여주었다. 또 채식과 육식을 한 후의 혈액을 비교한 결과 색깔이 큰 차이가 나는 실험도 보여주었다. 서양의 육식 문화는 100년이고 우리나라는 불과 30년인데, 그 사이에 엄청난 문제들이 발생한 것을 확인할 수 있었다. 실험결과는 곡채식 위주의 식단으로 당뇨, 고혈압, 아토피 환자들이 몇 개월 만에 기적 같은 효과가 나타났다.

실제가 그렇다. 식사는 곧 치료이며 식단혁명만으로도 당뇨는 자연치유가 된다.

단순식의 당뇨식단, 이렇게 한다.

대사증후군이 나타나면 이미 혈액이 탁하고 혈관에 문제가 생겨 있다. 따라서 완전 곡채식 중심으로 식단을 바꾸어야 한다. 단 사회생활을 하며 육류를 부득불 섭취해야 할 경우 지방과 당질 충돌이 일어나지 않도록 당분을 섭취하지 않아야 한다. 또 당질을 섭취할 때는 일체 동물성 식품이나 식물성 기름도 제한하는 것이 좋다. 대사증후군이나 당뇨, 고혈압, 심장병 등이 있다면 완전채식을 하는 것이 기본이다.

● **당뇨식단의 준비**

❶ 메뉴 – 과일 2종류, 야채 3종류~5종류, 단백질 1~3종류, 전분 1종류

❷ 식재료 – 재료의 100%는 가공하지 않는 종류

❸ 식물성단백질 – 콩고기, 연두부, 순두부, 브로콜리, 아보카드

❹ 식물성지방 – 땅콩, 아몬드, 검은깨, 해바라기, 포도씨, 올리브

❺ 녹황색 생야채 – 시금치, 로메인, 미니코스, 양상추, 비타민

❻ 곡류 – 안남미 당지수 44, 현미 당지수 50~70, 백미 당지수 83~86, 흑미, 검은콩, 조, 수수, 팥

　*안남미는 당뇨식단의 필수적 선택이다, 구입은 인터넷에서 할 수 있다.

❼ 반찬 – 녹황색 생야채 1가지와 반찬류로 감자, 양파, 연근, 마, 오이, 무, 해초류 등 1가지

● **식단의 원칙**

❶ 튀김류 및 식품첨가물 사용은 배재할 것

❷ 맵고 짜며 자극적인 음식을 끊을 것

❸ 최소한 30분~1시간동안 씹으며 대화할 것

❹ 동물성 육류는 가급적 섭취하지 말 것

❺ 지방과 당질이 충돌하지 않도록 분리할 것

❻ 녹황색 생야채를 매끼니 반찬으로 섭취할 것

❼ 식후에는 반드시 당뇨에 좋은 차를 마실 것

● **아침식단**

간소하게 하거나 부분단식으로 식사를 하지 않는 것이 좋다.

아침은 먹지 않는 것이 좋으며 사과 당근주스 혹은 야채수프, 녹즙을 마시는 것이 좋다.

가벼운 과일샐러드를 섭취하는 것도 매우 효과적이다.

● **간식**

말린 무화과, 호두, 아몬드, 은행, 호두, 해바라기씨, 땅콩, 잣, 과일, 천연발효 빵

● **점심과 저녁식단**

식전 공복에 야채수프, 사과 당근주스, 야채샐러드, 구운 감자, 쌀밥 반공기, 시금치무침, 식후에 당뇨에 좋은 차

❶ 육류 선택 – 콩고기, 순두부, 연두부, 검은콩조림, 브로콜리, 아보카드

❷ 곡류 선택 – 현미, 흑미, 백미, 검은콩, 보리, 조, 수수, 팥, 옥수수, 참깨, 들깨, 율무

❸ 생야채 반찬류 선택 – 로메인, 미니코스, 양상추, 컴프리, 토마토, 샐러리, 케일, 신선초

❹ 조리용 반찬류 선택 – 시금치, 생강, 미나리, 감자, 무, 당근, 연근, 마, 양파, 마늘, 버섯류

❺ 해초류 반찬류 선택 – 매생이, 김, 미역, 다시마, 톳, 꼬들빼기, 파래

❻ 탕류 선택 – 미소된장, 양념과 야채를 끓인 후에 된장을 풀어서 섭취.

❼ 국거리 선택 – 홍합미역국, 전복미역국. 매생이 굴국 밥.

❽ 전분 선택 – 통밀빵, 호밀토스트. 천연발효 빵

❾ 과일 선택 – 딸기, 키위, 토마토, 사과, 당근, 배, 수박, 멜론, 블루베리

생야채나 녹즙은 혈액을 정화하고 혈관을 튼튼하게 해주는 치료제다.

혈액은 현금(돈)이며, 혈관은 캐시플로어(현금흐름)이다. 따라서 대사증후군을 비롯한 당뇨나 고혈압 등에 걸리면 혈액을 정화하고 혈관을 청소하는 건강경영자가 되어야 한다.

따라서 인간은 누구나 자기 몸의 CEO로서 제대로 된 건강경영을 해야 하며, 첫 번째 경영수업이 자연치유력을 높이는 식단혁명을 일으켜야 하는 것이다.

100세 건강을 지켜주는 당뇨에 좋은 차

건강을 지켜주는 당뇨에 좋은 차

당뇨에 좋은 차는 삶의 여유를 주며 건강을 회복하게 한다.

예로부터 차는 머리와 눈을 맑게 하고 마음을 안정시키는 효능이 있다고 전해져 왔다.

일찍이 허준은 〈동의보감〉에서 한방차는 건강을 유지하고 증진하는 데 큰 도움이 되는 '양생의 선약'이라 했다. 혈압을 내리고 가래를 삭이며 허약한 몸을 보호하는 기능이 있다고 했다. 실제 차는 향기와 더불어 심신을 이완하고 특정한 효능을 나타낸다. 그런 점에서 당뇨와 차는 더할 나위 없이 어울리는 궁합이다. 현대인의 극심한 스트레스가 당뇨를 유발하는 원인 중의 하나이기 때문에 차 문화를 즐기는 것만으로도 도움이 된다.

실제 차를 즐겨 마시는 것만으로도 당뇨를 예방하여 발병률이 거의 없는 지역도 있다.

차는 삶의 여유를 주며 당뇨의 증세도 개선하고 혈당도 내리는 일석삼조의 효과가 있다.

따라서 매일 당뇨에 좋은 차를 마시는 것을 일상화하는 것이 좋다. 차의 향기가 온몸에 스며들어 즐겁고 행복하며 건강한 삶을 되찾을 수 있을 것이다.

● 버들잎 차

버들잎 차는 아스피린과 탄닌이 함유되어 있고 1kg당 요오드 10mg이 들어 있어 보통 음식물의 수천 배에 해당한다. 맛은 쓰며, 성질은 차고 독이 없다. 중국의 수수지역사람들은 매일 버들잎 차를 마시는데, 그 지역의 당뇨환자의 수는 10만 명 가운데 불과 6명 정도이다. 버들잎이 혈당을 내리고 췌장의 랑겔한스섬 베타세포를 회복시킨다는 것은 쥐 실험으로도 밝혀졌다.

복용법 : 신선한 잎 40~80g을 물로 달여서 하루에 3번 여유롭게 마시며 장복한다.

● **바나바차**

바나바는 ‘식물 인슐린’ 이라고 불린다. 원산지인 필리핀에서는 바나바가 당뇨의 치료비를 낮춘다고 말할 정도로 효과에 대한 믿음이 강하다. 건조한 바나바잎 1kg 중에 약 1g의 유효성분인 코로솔틱산이 함유되어 있다. 그 성분은 인슐린과 유사하게 글루코오스를 세포내에 신속하게 흡수시킨다는 사실이 과학적으로 밝혀졌다. 바나바잎은 무카페인으로 남녀노소 누구에게나 좋다.

　복용법 : 물 1ℓ를 끊인 후 불을 끄고 티백 1개를 10분 동안 넣었다 꺼내서 하루에 2~3회씩 장복하면 된다. 바나바차는 건강 식품점에서 구입하면 된다.

● **죽엽 차**(대나무잎, 조릿대잎)

죽엽 차는 성질이 차서 심장과 열과 폐열을 제거해준다. 혈압을 낮추고 여위는 것과 비만해지는 것을 조절한다. 대나무는 여러 가지 종류가 있으나 가장 효과적인 것은 조릿대잎이다. 죽엽 차를 만드는 방법은 죽엽 20g을 물 500cc에 붓고 다려서 마시면 된다. 조금 더 효과적으로 죽엽을 마시려면 싱싱한 상엽(뽕잎), 소자엽(차조기), 생강, 총백(파의 흰 뿌리)를 각각 같은 양을 함께 넣어 달여서 복용한다.

　복용법 : 매일 세 차례 식전 또는 식후에 1잔씩 복용하면 효과가 있다.

● **구아바차**

구아바는 옛 잉카인들이 즐겨 재배했던 과수식물로 유명하다. 열대 아메리카가 원산지이며 독특한 맛과 많은 연구 자료를 통해 얻어진 질병에 대한 우수한 효과가 있는 것으로 입증되고 있다. 폴리페놀 성분으로 탄수화물 흡수를 지연시켜 혈당이 상승하는 것을 억제하여 혈당을 조절하는 효과가 있다. 구아바차는 장복이나 대량으로 음용해도 부작용이 없는 안정성이 높다. 구아바차는 특히 초기 당뇨 증세에 효과가 좋다.

> 복용법 : 하루 6~10g을 넣고 뜨거운 물을 바로 부어 2~3분 정도 우려내서 장복한다. 마시고 난 후 구아바 잎은 버리지 말고 엽차용으로 끓여서 마시는 것도 좋다.

● **야콘차**

2006년 12월 10일 KBS 싱싱일요일 방송에서 야콘을 소개했다. 4명의 실험맨을 출연시켜 야콘을 먹기 전과 먹은 후의 혈당치 변화를 보여줌으로써 국내에서도 야콘 붐이 일어나는 시발점이 되었다. 야콘은 혈당 수치의 급격한 상승을 억제하는 효과가 있다. 장의 소화관내 당전달억제 물질을 가지고 있어 급격한 혈당 상승을 억제 하여 췌장의 인슐린 분비세포 부담을 경감 시킨다. 야콘에 함유된 인슐린은 당뇨의 예방뿐만 아니라 치료 효과까지 있음이 입증되고 있다. 10여 년 전부터 야콘에 대하여 연구를 진행해온 일본에서의 연구결과 야콘 잎이 덩이뿌리보다 장의 소화관내에서 당 전달 억제 효능이 탁월하다는 것이 밝혀졌다. 야콘차 만드는 법은 하루 약 6g 정도를 넣고 주전자에 넣고 보리차처럼 팔팔 끓인다. 야콘차는 뽕잎을 넣으면 더욱 효과적이다

  복용법 : 야콘차를 만든 후에 하루에 3번 식후에 마신다.

● 뽕잎 차

뽕잎에는 모세혈관을 튼튼하게 해주는 루틴이라는 것이 메밀보다 18배나 많이 들어있다. 또 혈당을 떨어뜨리는 성분이 10종이나 들어있어서 당뇨병을 예방하며 증세를 개선하는 효능이 있다. 뽕잎 차는 내당증장애가 있거나 대사증후군이 있는 분이 당뇨예방을 위해 마시면 효과적이다. 뽕잎 차 만드는 법은 뽕잎 100g을 넣고 꿀 25g과 끓는 물을 약간 부은 후 잘 섞고 약한 불로 줄여 가열한 후 꺼내어 냉장보관한다.

  복용법 : 하루에 3번 식전에 먹는다. 식사 전에 마셔야 식후에 혈당이 상승하는 것을 억제할 수 있다. 간단히 섭취하는 법은 건강식품점에서 파는 티백을 구입해서 찻잔에 담고 끓는 물을 부어 2~3분 우려낸 후 마시면 된다.

● 짐네마차

짐네마는 짐네마 실베스터나무의 잎으로 원산지가 인도이다. 짐

네마 실버스타는 힌두어로 "사탕을 파괴하는 것"이라는 의미를 갖고 있다. 단, 짐네마는 당의 체내 이용 목적이 아닌 당을 체외로 배출하는 작용을 하기 때문에 당뇨로 인한 고혈당이나 저혈당이 심한 경우에는 주의를 해야 한다. 순간의 혈당치는 떨어질지라도 결과적으로는 영양결핍으로 인한 합병증이 더욱 심해지기 때문이다. 또 소화기능이 약하거나 당뇨저혈당인 경우에도 복용에 세심한 주의를 요한다. 일본에서는 짐네마를 당살초(糖殺草)라고 한다. 당분흡수를 못하게 하여 당뇨를 죽인다로, 즉 치료한다는 뜻이 담겨 있다.

> 복용법 : 1일 1티백을 2~3잔 정도의 물에 우려서 수시로 마신다. 단 효과에 대한 반응정도에 따라 복용량을 가감한다. 짐네마차는 건강식품점이나 쇼핑몰에서 구입하면 된다.

이밖에 당뇨에 좋은 차는 가시오갈피차, 감잎차, 녹차, 계피차, 맥문동차, 추동번차, 냉이차, 두릅뿌리 껍질차, 오미자차 등이 있다. 차를 만드는 방법이나 복용법은 대동소이하다. 대부분 당뇨에 좋은 차이므로, 쉽게 구할 수 있는 것부터 적극적으로 복용해보는 것이 바람직할 것이다.

7.

당뇨에 특별한 효능이 있는 대표적인 천연약초

천연약초는 특별한 효능이 있다.

우리나라의 천연약초는 제대로 활용하기만 하면 특별한 효능이 있다.

증상에 맞게 적용하고 접합하게 사용하면 뚜렷한 효과를 볼 수 있다. 또 양약과 달리 부작용이나 내성이 거의 거의 없으며 독성이 없는 것도 장점이다. 다만 몇 가지 천연약초는 약성의 함량이나 적용 범위, 성분추출, 처방의 구성 등이 과학적으로 연구되고 임상적인 데이터가 부족하다는 단점이 있다. 그러나 천연약초는 대자연의 정기를 흠뻑 받고 자생한 것이기 때문에 당뇨혁명에 절대적인 도움이 된다. 특히 예로부터 민간의학으로 전승되어오며 검증된 천연약초는 실제적인 효과가 강하게 나타난다. 공식적으로 발표된 것은 없지만 천연약초로 당뇨가 완치된 사례가 적지 않다. 따라서 천연약초로 자연치유를 하는 것이 좋다.

주사와 약물투여는 혈당을 조절하는 일시적 처방이지만 천연약초는 자연의학이다. 놀라운 효과가 분명히 있다. 따라서 평생 주사를 맞고 약물을 복용하는 일시적 처방보다는 당뇨의 자연치유법으로 천연약초를 복용하는 것이 훨씬 바람직하다.

당뇨에 효과가 있는 천연약초

여기에 소개할 천연약초는 누구나 복용해도 되는 독성이 없는 것으로 구성한다.

〈동의보감〉의 소갈(당뇨)에 나오는 단방(한 가지 약재의 처방)의 약재와 민간에서 경험적 효과로 인해 전래된 약초를 선정한다. 당뇨의 자연치유가 있다는 것으로 인정된 것만을 엄선했기 때문에 반드시 구해서 섭취해보길 권한다. 단, 서양약학의 진통제처럼 빠른 효과를 기대하지 않는 것이 좋다. 천연약초는 한번 사용하면 최소한 21~100일간은 꾸준히 섭취한 후에 효과를 느껴보는 것이 바람직하다.

● 과루근(瓜蔞根) ── 한울타리 뿌리 – 천화분

과루근은 소갈(당뇨)의 성약이다. 성질은 차고 맛이 쓰며 독이 없다. 갈증과 몸에서 열이 나며 가슴이 답답한 증상에 효과적이다. 위와 장의 열을 내려주며 소변을 자주 보는 증상을 치료한다. 과루근이 소갈(당뇨)의 성약이 된 이유는 효능이 당뇨와 가장 일치하는 점이 많기 때문이다. 조열로 인해 진액이 부족하여 입안이 마르고 건조한 것에 효능이 매우 좋다.

 ✿ 복용법 : 하루 40g을 물에 달여 3번에 나누어 먹거나 분말로 만들어 한번에 3~4g을 하루에 3번 먹어도 된다.

● 오가피

오가피는 성질이 따뜻하고 맛은 달고 쓰며 독이 없다. 정신적 스트레스와 육체적 피로를 풀어주고 면역력을 높여주는 효능이 있다. 특히 생체의 평형조절을 하며 추위나 더위, 환경적 악조건을 극복하는데 도움을 준다. 심한 스트레스로 인한 초기의 당뇨에 매우 효과적이다.

 ✿ 복용법 : 하루에 최소 생약(건조 뿌리와 가지)20g을 1회분으로 하여 달여서 하루 1~2회씩 장복한다.

● 갈근(칡뿌리)

갈근은 성질이 고르고 맛이 달며 독이 없다. 흉격(胸膈)의 열을 치료하며 소장을 통하게 하고 음기를 일으켜 비장의 음기를 상승시켜 폐에 올려 보내 위장의 열을 해소시키는 효능이 있다. 체내의 화기

(火氣)를 밖으로 내보내며 숙취와 주독을 풀어주고 체기를 내려준다. 소갈(당뇨)을 치유하는 효과가 뛰어나며 중소(당뇨2기)에 사용하면 매우 효과적이다.

🌿 복용법 : 칡즙을 내어 하루에 3잔 정도를 꾸준히 장복한다.

● 상백피(桑白皮) — 뽕나무의 뿌리껍질

상백피는 맛이 달고 성질은 차며 독이 없다. 이뇨작용으로 소변을 잘 나오게 하며 급성신염 초기나 허약성 부종, 유행성 간염에도 활용한다. 혈압강화작용이 있고 당뇨의 혈당을 내리는 효과가 있다. 상소(당뇨1기)에 폐열을 내리는데 많이 사용한다. 최근에는 대장을 보하고 이뇨작용으로 다이어트에 도움을 주는 것으로 알려지고 있다.

🌿 복용법 : 상백피 30g을 약 1ℓ의 물에 넣고 20~30분간 달여 3~4번 나누어 마신다.

● 맥문동(麥門冬)

맥문동은 성질이 약간 차고 맛이 달며 독이 없다. 음기를 보해 체내 진액을 늘여주고 폐의 진액을 보충하며 심열(心熱)을 내려준다. 입안이 마르고 갈증이 나는데 효과가 있다. 또 위장의 열을 제거하는 효과가 있는데, 위의 진액부족으로 항진된 조열이 심폐로 오르는 경우에 사용한다. 맥문동은 심을 제거한 후 사용해야 한다.

🌿 복용법 : 하루에 맥문동 10g에 꿀 5~10g을 첨가해서 달여 먹으

면 맛과 효과가 좋다.

● 오미자

오미자는 맛이 시고 성질은 따뜻하며 독이 없다. 심폐기능을 강하게 하고 번열을 내리며 무기력증이나 피로회복, 가슴답답증, 심근쇠약, 동맥경화에 효능이 있다. 또한 오미자에는 칼슘, 인, 철, 비타민 B군이 있어 당뇨의 인슐린을 생성하는 주요한 미네랄이 많으며 사과산, 주석산 등의 유기산이 풍부하여 피로회복에 도움이 된다. 최근 연구에 의하면 간을 보호하고 스트레스성 궤양을 예방하고 진통 작용이 있다고 한다. 단, 주의할 점은 황정(둥글레)과는 성질이 반대여서 혼용하면 효과가 없다.

복용법 : 오미자를 하루 6~12g을 달여서 3번 나눠 마신다. 찬 물에 하루 녹여서 마시는 것도 효과가 있다. 맛이 너무 시면 꿀을 조금 타서 마시는 것도 좋다.

이 밖에도 당뇨와 관련된 천연약초는 많다. 만병초, 용담, 돼지감자(뚱딴지), 산마, 함초, 꾸지뽕나무, 여정목(광나무) 등이 있다.

"구슬이 서 말이라도 꿰어야 보물이다."는 옛말이 있다. 천연약초 요법도 마찬가지다. '그렇구나!' 하고 이해하는 것은 의미가 없다. 실행을 해 본 후에 '아하, 과연 효과가 있구나!' 가 되었을 때 가치를 만들어낸다.

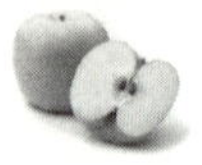

약초의 천국 대한민국은 미래의 건강식품 초강대국

우리나라는 약초의 천국이 되기에 충분한 천혜의 조건을 지니고 있다.

삼면이 바다로 둘러 싸여 있는 반도국이면서 사계절이 뚜렷하며 동북아에 위치해있다는 것이 대단한 조건이다. 거기에다 덧붙여 우리나라 산은 해발 3000미터 이하의 토산이 많고 토양은 석회질이 없어 최적이다. 이러한 자연조건에 따라 약초는 특유의 약성을 지니기 때문에 동일한 품종이라고 해도 성분함유량이 달라진다.

약초 성분의 차이는 고려인삼의 예만 보아도 알 수 있다. 우리나라를 제외한 다른 나라에도 인삼이 있고 산삼이 자생한다. 그렇지만 우리나라 고려인삼이 세계 최고의 효능을 자랑하고 산삼 또한 가히 신비의 영약이라고 불릴 만큼 효능이 뛰어나다.

약초는 기본적으로 자연조건이 그만큼 중요하다. 어떤 조건인가에 따라 동일한 품종이라고 약성의 함량이 완전히 달라질 수 있다. 재배약초도 마찬가지이다. 어떤 조건인가에 따라 성분함량과 효능이 결정이 된다. 예를 들면, 사업가 J씨가 최고의 보약을 먹고 있다고 자랑을 해서 약재에 대해서 물어본 적이 있다. 그는 중국제가 아니라고 강조하며 청정무공해지역 제주도에서 재배한 약초를 사용한 것이라고 말했다. 필자는 제주도 산에서 재배한 것이냐고 다시 물어보았다. 그는 산은 아니고 평지에서 대량으로 재배한 것이라고 했다.

청정 무공해지역의 양식이면 과연 약초의 약성이 더 좋아질까? 약성은 그렇게 만들어지는 것이 아니다. 사실상, 제주도의 평지에서 재배된 약초라면 약성이 약하다.

얼핏 생각하기엔 좋을 것 같지만, 약초는 내성을 통해서 약성을 만든다. 사계절 따뜻한 제주도에서 자란 약초는 내성을 받기가 힘들다. 약초는 인간과 마찬가지로 고생을 하며 자라야 내성을 지니며 약성이 강화된다. 산삼이 사포닌성분 함유량이 강한 이유가 내성 때문이다.

여름의 그 무더위와 겨울의 강추위를 견뎌낼 때, 사포닌성분이 만들어진다. 약초의 다른 성분도 마찬가지이다. 분명히 자연조건을 통해서 약성이 생성되며 효과가 난다.

따라서 그런 약성의 조건이라면 세계에서 우리나라만한 천혜의 조건을 가진 곳이 없다.

특히 우리나라의 자생약초는 가히 세계최고라고 할 만한 특별한 성분과 함량이 풍부하다.

거기에다 주변을 둘러보면 온통 약초로 둘러싸여 있다. 예를 들면, 필자의 아파트 내 공원에 가보아도 당뇨에 좋은 약초가 무려 5가지가 정원수로 있다. 소나무(솔잎), 주목, 맥문동, 조릿대, 화살나무가 여기저기에 있다. 그 약초들을 제대로만 추출하고 함량을 맞추면 당뇨에는 특별한 효능을 나타낼 성분이 충분히 있다. 그런데도 그 천혜의 자연조건에서 자란 약초들을 모르는 것이 안타깝다.

만약에 누군가가 우리나라 토종약초의 약성과 성분을 제대로 알고 추출과 함량을 맞춘다면 가히 세계 최고의 건강식품 초강대국이 될 것이 분명하다. 우리나라 토종 약초의 성분과 함량은 그만큼 대단하다. 그 증거들은 많다. 지금도 전국에 있는 향토명의들은 그 토종약초의 엄청난 위력으로 많은 불치와 난치병을 고치고 있다. 그런데 한 가지 불행한 사실은 그 약초들의 약성과 성분, 그 효능에 대한 연구가 아직은 미비하다는 점에 있다.

그렇지만 앞으로 우리나라 토종 약초들의 약성이나 성분 연구가 활발하게 진행된다면, 가히 그 효능은 인삼이나 산삼 그 이상의 파급효과를 지닐 것이 틀림없다. 그렇게 되면 앞으로 우리나라는 건강식품 초강대국이 될 것이 확실한 것이다.

제 2장

운동과
근골교정요법

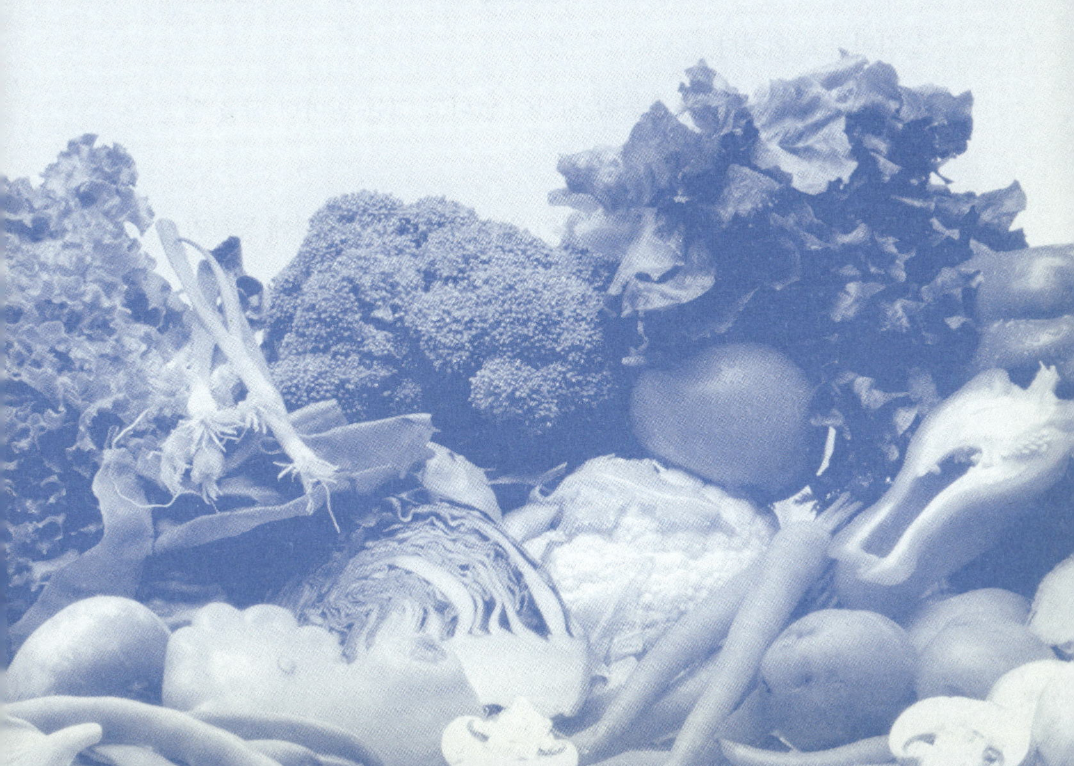

1.

격한 운동에 목숨 걸지 마라.

운동보다는 식이요법이 더 우선한다.

혈당수치가 500 전후로 고공행진을 하는 B씨는 오직 운동만이
살길이라고 외쳤다.

낮에는 업무로 인해 운동할 시간이 없다고 그는 밤마다 땀을 뻘뻘
흘리며 야간산행을 했다.

언젠가 그의 사무실에 들른 적이 있었는데, 그는 달력에 동그라미
표시를 가리키며 말했다.

"이 달력에 그린 동그라미가 20개가 넘지 않으면 난 죽어요."

그는 숫제 운동에 목숨을 걸었다. 그가 한 일은 혈당강하제를 부
지런히 먹거나 가끔씩 인슐린 주사를 맞으며 운동을 한 것이었다.

물론 식이요법도 철저히 지키려고 노력했다.

그런데도 그는 당뇨 합병증으로 49세에 세상을 떠났다.

무엇이 문제였을까? 현대의학은 당뇨를 불치병으로 규정하고 죽을 때까지 약물투여를 하거나 식이요법과 운동요법을 하라는 처방을 내린다. 그런데 정작 당뇨로 인해 고통을 받게 되면 운동을 규칙적으로 하기가 쉽지 않다. 정상인도 때론 귀차니즘이 발동하는 운동을 규칙적으로 한다는 것은 매우 힘들다. 그러나 현대의학은 끊임없이 운동을 요구하는데, 운동프로그램을 보면 정상인이 하기에도 힘든 그런 운동량이 포함되기도 한다.

과연 운동을 해야만 혈당이 내려갈까? 그렇지는 않다.

운동보다는 식이요법이 더 우선한다. 식이요법은 당뇨를 유발하는 근본적인 원인을 제거하기 때문이다. 운동은 어디까지나 일정기간의 조치일 뿐이다. 운동을 열심히 하는 일정기간에는 혈당의 수치가 내려가고 컨디션이 좋다. 하지만 끊으면 도루묵이 되기 때문이다. 물론 운동은 반드시 필요하고 좋다. 그러나 운동에만 의지하지 말고 식이요법에 중점을 두며 가볍고 경쾌한 정도의 운동이 더 바람직하다. 운동을 할 경우에도 격한 운동보다는 생활 속에서 자연스럽게 할 수 있는 스트레칭과 산책만으로도 충분히 효과가 있다.

스트레칭과 산책의 운동효과

스트레칭은 스트레스를 풀어준다.

스트레스와 스트레칭은 반대작용을 한다. 스트레스는 교감신경을 항진시키고 부교감신경을 억제하여 전신을 수축시킨다. 교감신경이 항진되면 뒷목과 어깨, 등이 수축되어 굳게 된다. 또한 어깨가 좁아지고 체온이 차게 되며 소화기능이 저하된다. 반면에 스트레칭은 전신을 이완하기 때문에 스트레스에 가장 효과가 있다. 그래서 스트레스를 받을 때는 스트레칭을 통해 심신을 이완해주는 것이 좋다.

산책은 감정조절을 시켜준다.

산책은 기분저하와 반대작용을 한다. 산책은 심신을 안정시키고 이완을 시켜준다. 기분 좋은 코스로의 산책은 기분을 상쾌하게 하고 숙면을 도와준다. 즐거운 산책은 혈액순환을 도와주고 감정조절을 해주는 효과가 좋다.

이와 같이 스트레칭과 산책은 매우 좋다. 특히 당뇨체질은 이 운동을 통해서 스트레스와 감정조절을 해주며 혈액순환을 강화하고 대사기능을 항진시키는 것이 필요하다. 극심한 운동과 달리 몸에 부담을 주지 않으면서도 충분히 인슐린효과를 일으킬 수 있기 때문이다.

KBS생로병사의 비밀 '대사증후군 – 3명중의 1명이 걸린다.' 에서 운동 강도별 인슐린 변화의 실험결과를 방영했다. 저강도, 중강도, 고강도 운동의 실험결과는 예상을 뒤엎었다.

운동 강도에 따른 변화의 차이가 별로 없고 오히려 저강도 운동이 최고로 적합하다는 놀라운 결과가 있었다. 또 대사증후군으로 당뇨의 초기증세에 걸린 사람이 운동보다는 식생활습관을 교정하여 불과 몇 개월만에 놀라운 효과를 거둔 사례도 소개되었다.

"식생활에서 조금만 개선하면 당뇨 고칠 수 있을 것 같아요."

고칠 수 있을 것 같다는 말은 완치할 수 있다는 자신감을 나타낸다. 그 정도로 효과가 뚜렷했다. 실제 그 실험결과는 운동을 많이 했음에도 증세가 심해진 사례가 있었다. 그러나 식생활을 바꾼 경우는 모두 뚜렷하게 효과가 있었다. 운동보다 식사가 훨씬 더 중요하다.

당뇨에 있어 격렬한 운동에 목숨을 걸지 말아야 하는 이유

❶ 식이요법이 운동보다 몸에 부담을 주지 않고 혈당을 내리는 효과가 있다.

❷ 불규칙적인 운동은 오히려 대사기능을 불안정하게 할 수 있다.

❸ 체질적으로 무리한 운동은 극심한 피로의 악순환을 유발한다.

❹ 심장의 문제가 있고 신장이 약하면 운동이 에너지수준을 떨어뜨린다.

❺ 과체중과 관절염, 신부전증 등이 있으면 운동을 하기가 힘들다.

❻ 전반적인 에너지가 약한 체질은 무리한 운동이 혈당을 올린다.

❼ 운동이 당뇨의 근본적인 원인을 해결해 줄 수 없다.

당뇨에 관한 기본적인 지식이나 상식, 책을 보면 모두가 운동효과를 강조한다. 마치 운동을 하지 않으면 큰 일 날 것 같은 이론들이 즐비하다. 어떤 책에서는 운동이 오직 유일한 희망이라는 듯 운동프로그램만으로 모든 지면을 다 메우기도 한다. 제목은 그럴 듯하게 당뇨정복, 당뇨병 퇴치라고 한다. 그러나 식이요법과 운동요법을 적절히 병행한다고 해도 근본적인 원인을 해소하지 않고는 정복이나 퇴치는 이루어지지 않는다.

한의학에 당뇨에 대한 치료로 운동요법이 있을까?

고대의 한의학에 4대 경전인 〈황제내경〉, 〈난경〉, 〈신농본초경〉, 〈상한잡병론〉을 비롯해서 〈동의보감〉, 〈동의수세보원〉에 이르기까지 당뇨(소갈)에 운동요법은 없다. 그 이유는 한의학이나 체질의학에서는 근본적인 원인을 치료하기 때문이다. 당뇨(소갈)에 관한 자연치유법을 유일하게 제시한 이제마의 〈동의수세보원〉에는 스트레스와 감정조절, 섭생의 중요성을 강조했다. 섭생(攝生) 즉 식이요법을 비롯한 생활습관의 변화, 스트레스해소, 감정조절을 해야 자연치유력이 제시되어 있다. 〈동의수세보원〉에는 그렇게 하면 상소(당뇨1기)는 쉽게 고칠 수 있으며, 중소(당뇨2기), 하소(당뇨3기)는 60~70% 고칠 수 있다고 되어 있다.

그러나 〈동의수세보원〉에도 역시 운동요법은 없다. 체질의학에서는 스트레스와 감정조절, 섭생의 자연치유법을 우선시 한다. 그 다

음은 근본적인 원인을 제거하는 약물요법이 제시되어 있다. 운동요
법이 좋기는 하지만 목숨 걸고 운동에 매달리는 것보다는 근본원인
을 찾아서 해결하는 것이 우선하는 것이다.

2.

일상적인 활동량을 높이는 운동요법

운동부족은 당뇨의 원인이 아니다.

1980년대 이전에는 운동부족이라는 말이 없었다.

시골에는 농번기를 지나면 매일 할 일이 없어 노는 것이 일이었다. 그런데도 왜 당뇨가 없었을까? 지금의 후진국도 마찬가지다. 그들은 운동을 할 여유도 없고 배가 고파 운동할 힘도 없다. 그들 역시 당뇨가 거의 없다. 그 뿐 아니다. 운동을 직업으로 하는 프로선수들은 왜 대사증후군이 원인인 당뇨, 고혈압, 암에 잘 걸리는가.

KBS TV의 생로병사의 비밀, '내몸의 시한폭탄, 당뇨를 잡아라.' 에서 전 국가대표 야구선수였던 심성보씨의 사례가 나온다. 24세 한참 홈런타자로 이름을 날릴 때 당뇨에 걸려 은퇴를 했던 장면이 나온다. 그는 당뇨진단 12년째 체중은 24kg 이상 빠지고 극심한 피로감에 시달리고 있었다. 또한 프로골프 선수로 활동하는 박부원 프로가 13년째 당뇨를 겪으면서 운동을 하는 장면이 나온다. 그들은 운동을 그렇게 열심히 했는데도 당뇨에 걸렸다. 또 최근에 최고의 타자였던 장효조 선수는 간암으로 56세에, 국보급 투수라는 최동원 선수는 대장암으로 54세에 세상을 떠났다. 아이러니하게도 운동선수 출신들이 성인병에 걸리는 비율이 높다고 한다. 왜 그럴까?

그 이유는 운동선수들은 어릴 때부터 육류섭취가 과다했기 때문이다. 심성보선수의 어머니는 "운동을 하니까, 어릴 때부터 육류를 많이 먹였다."고 말했다. 운동보다 육류중심의 식생활이 더 문제인 것이다. 30년 동안 당뇨로 온갖 합병증을 다 겪은 L씨의 이야기를 들어보면 운동이 능사가 아니라는 것을 확인할 수 있다. 그는 30세 이전에 당뇨판정을 받고 한 가지 결심을 했다. 열심히 운동하고 활동을 할 때도 뛰어 다니듯이 했다. 그런데도 그는 심장병수술을 했고 치아가 빠졌으며 족부궤양에 걸렸다고 했다. 약물복용을 충실히 했고 운동도 그토록 열심히 했는데 왜 그렇게 되었을까? 병원에서 주사나 약물을 주며 운동을 독려하는 것은 지나친 혈당의 수치주의이다. 약물을 먹고 운동을 하면 수치를 낮추는 것은 맞다. 하지만 약물이나 운동으로 수치를 낮추는 것은 일정기간의 조치일 뿐이다.

한 가지 예를 더 들자면, 지금은 돌아가신 어머님은 매우 부지런했다. 운동량이 보통사람보다 훨씬 많았다. 그런데도 당뇨에 걸렸고 합병증으로 고통 받으시다가 돌아가셨다. 반면에 돌아가신 아버님은 움직이는 것을 좋아하지 않았다. 운동량이 거의 없었다. 그런데도 당뇨나 고혈압이 없었다. 단편적인 예가 아니다. 주변에 보면 부지런하고 운동을 좋아하는 사람이 당뇨에 걸린 것을 많이 본다. 운동에 대한 잘못된 건강 상식은 그것뿐만이 아니다.

운동을 많이 해서 근육량이 많아야 건강하다는 마찬가지다. 근육량이 많으면 오히려 근육을 유지하기 위해 고단백질을 섭취하여 영양 불균형을 심화시킨다.

운동은 일상적인 활동량을 늘이는 것만으로 충분하다. 문제는 운동보다 영양 불균형이 훨씬 심각하며 본질적이다. 따라서 운동에 대한 강박관념보다는 식이요법으로 영양 불균형을 개선하는 것이 훨씬 효과적이다.

어떻게 일상적인 활동량을 늘일까?

일상생활에서 '신체활동량'을 증가시켜 영양 칼로리를 소모하는 것은 매우 효과적이다

당뇨의 원인을 운동부족에서 찾을 것은 아니다. 서구에서는 비만으로 인한 당뇨병이 대부분이기 때문에 운동요법은 절대적으로 필요하다. 비만해소를 해야 만성 합병증의 위험을 떨어뜨릴 수 있기 때문이다. 그러나 한국에서는 체질량지수(BMI : 체중을 키의 제곱으로 나눈 수치)가 25이하로 정상 체중이면서도 당뇨병을 가진 사람이 전체

환자의 63.6%에 이를 정도로 많다. 그렇다면 운동으로 더 뺄 살이 없다는 뜻이다. 단지, 일상적인 활동량을 늘여 건강한 삶을 추구하는 것이 바람직하다. 대개 일상에서의 '신체활동량'은 직업이나 생활습관을 통해 나타난다. 열심히 일하는 사람은 신체활동량이 많아진다. 또한 업무적으로 컴퓨터만 쳐다보는 사람이라고 할지라도 조금만 신경 쓰면 신체활동량은 얼마든지 늘일 수 있다.

하루일과 속에서 운동시간을 따로 낼 필요가 없다. 일상의 활동 속에서 운동시간을 만들거나 여유시간을 활용하는 것으로 충분하다. 예를 들면, 필자는 따로 시간을 내는 운동은 거의 하지 않는다. 대신에 틈만 나면 주변을 걸어 다닌다. 일상적인 활동량을 늘이는 습관을 가지고 있다. 덕분에 '신체활동량'은 적당해서 누가 봐도 운동을 하는 사람으로 보인다. 그런 정도면 충분하다. 따라서 당뇨에 걸렸다고 해도 운동에 대한 강박관념을 가지는 것은 좋지 않다. 며칠 동안 바쁜 일로 운동을 하지 못하는 것 때문에 스트레스를 받는다면, 그건 더 나쁜 일이다. 당뇨는 운동보다 식이요법이 필수다. 다만, 비만상태가 심하면 운동요법으로 다이어트를 해야 할 필요성은 있다. 그러나 비만이 아니라면 운동에 쏟을 에너지와 열정을 '식이요법'에 집중하는 것이 좋다. 영양 불균형 개선이 우선이며 일상적 활동량을 늘이는 운동요법만으로 충분한 것이다.

● 당뇨의 운동효과를 높이려면 운동측정기를 활용하라.

운동측정기는 목걸이에 착용하고 잠자는 시간을 제외하고는 걸음걸이를 측정한다.

허리보다는 목걸이에 착용하는 것이 일상생활에 적용성이 좋으며 걸음을 걸을 때마다 걸음수가 측정된다. 걸음걸이를 만보로 기준할 때, 60분 동안 일반적인 속도로 걸으면 남성은 1만보~1만 1000보 여성은 7000보~8000보를 걷는데, 그 정도의 칼로리 소모와 운동효과가 있다. 만보를 걸을 때 평균적으로 약 300kcal가 소모되며 5000보를 걸으면 150kcal가 소모된다. 그러나 운동측정기는 큰 동작에 카운터가 되기 때문에 사무실이나 좁은 공간에서도 가벼운 전신운동으로도 카운터가 가능하다. 일상적 활동량을 포함하여 칼로리를 계산하여 운동량을 계산하는 것이 바람직하다. 반드시 헬스장이나 운동장, 산행을 하지 않고도 활동량을 늘여서 충분히 운동효과를 나타낼 수 있다는 장점이 있다. 특히 60대 이상의 고령이면서 고혈당일 경우는 지나친 운동이 오히려 독이 될 수 있다. 운동측정기로 자신의 체력에 맞는 맞춤식 운동을 하기엔 최고로 효과적이다.

● 칼로리 소모와 혈당관리를 위한 운동측정기의 활용법

하루 만보의 300kcal도 적은 운동량이 아니다. 10일이면 3000kcal

가 되고 한 달이면 9000kcal가 된다. 따라서 최소한 하루 만보만 걷는다고 해도 칼로리 소모와 운동효과가 좋다. 보통사람의 경우가 그러하니, 당뇨인은 반드시 운동측정기로 하루의 자기 운동량을 측정한 후에 최소한 2배의 걸음걸이를 늘이는 것이 바람직하다. 운동측정기를 활용하려면 처음 일주일간은 의식하지 않고 자신의 걸음걸이를 측정하여 평균치를 구한다. 그 다음에 걸음걸이를 측정하고 오후에 측정한다. 자기 운동량의 평균치를 알고 난 후에는 최소한 2배를 설정하여 오전과 오후의 부족한 것을 채운다. 운동량을 채우는 방법은 일상적인 일을 하거나 근처의 학교 운동장 3바퀴만 돌면 충분히 채운다. 일상적으로 필요한 걸음걸이를 채우기 위해선 디지털적인 생활패턴을 버리고 아날로그로 전환하는 것이 효과적이다. 출근길에 최소 30분 일찍 출발해서 걷거나 전화로 간단히 주문할 것도 직접 걸어가는 등 걷는 습관을 들이는 것이 좋다.

3.

당뇨로 틀어진 근육과 뼈를
바로잡아야 혈당이 산다.

당뇨는 특정 근육을 굳게 하고 뼈를 틀어지게 한다.

"아악~~ 아파. 급소를 누른 것 아닌가요?"

당뇨가 있는 사람의 경추와 흉추를 만지면 대개 비명을 지르며 따지듯 말한다.

당뇨로 인한 대사기능의 이상으로 경추와 척추가 틀어진 탓인데, 그것을 모른다.

평소 가깝게 지내는 지인 인터넷 사업을 하는 40대 후반의 K씨가 그랬다. 하루는 대화중에 자꾸 트림을 해서 척추를 눌러주니, 대단히 아파했다. 그는 공복혈당 170 전후이고 식후 2시간 혈당 280 전후로 혈당강하제를 하루 3알씩 복용하고 있었다. 그런데 혈당수치조절이 들쭉날쭉 한다고 했다. 필자는 그에게 만성체증에 대해서 설명을 해주었다.

"체중이 심해지면 근본적인 원인제거가 안 돼서 혈당조절이 잘 안 됩니다. 자꾸만 체하는데, 그때마다 혈당은 더 오르고 대사기능이 저하되기 때문입니다."

"그래요. 자꾸 가슴이 답답하고 체한 것 같아서 미치겠습니다. 배에 가스도 차고 소화가 안 된 탓으로 더부룩한 상태입니다."

그는 갈증이 심하고 오줌에 거품이 많이 일며 심한 피로감을 느끼고 있다고 털어놓았다.

손과 발이 저리다는 것으로 이미 합병증의 시한폭탄을 안고 있는 상태였다.

필자는 그에게 간단한 근골요법을 해준 후에 말했다.

"우선 근육과 뼈를 바로잡고 체중을 내리세요. 그다음에 식이요법을 철저히 하십시오."

그에게 자세히 설명하며 자연치유법을 알려주었다.

그 일이 있은 후 약 3주쯤 되었을 때 그가 다시 찾아와서 흥분한 목소리로 말했다.

"신통한데요. 양약으로도 조절이 잘 안되던 혈당이 내려갔습니다."

그는 자신이 직접 혈당체크를 한 것을 보여주며 말했다.

"알약을 2알에서 1알로 줄였는데도 공복혈당이 100이하로 내려왔고 식후 2시간 혈당도 110을 넘지 않았습니다. 그간 완전히 동물성 육류를 끊고 풀만 먹고 살았더니, 약간 체력이 딸리는 것을 빼고 컨디션은 더 좋습니다.”

그는 혈당 체크기록을 내과의 주치의한테 보여줬더니, 풀만 먹어서 그런 것 같다는 말을 들었다고 했다. 그 후 그는 양약을 완전히 끊고 근골요법으로 체중을 내린 후엔 정상혈당을 유지하고 있다. 자연치유가 된 것이다. 그러나 그는 여전히 동물성 육류는 끊은 상태로 생채식을 하고 있으며 근육과 뼈의 교정을 위해 운동도 열심히 한다.

당뇨나 체증이 있으면 근육이 굳고 뼈가 틀어진다. 내부 장기의 영향으로 외부의 근육과 뼈에 영향을 미친다는 뜻이다. 내부 장기에 문제가 발생하여 외부의 근육과 뼈인 척추가 틀어지게 되는 것이다.

굳은 근육과 틀어진 뼈대 바로잡기

당뇨의 핵심장부인 췌장은 9m 소화관의 핵심이다.

그래서 9m 소화관이 수축되면 그와 연결된 근육이 굳게 되며 뼈가 틀어진다. 예를 들면 급체를 하면 갑자기 등이 아픈 증세가 생기는 것을 보면 알 수 있다. 만성체증일 때는 그 정도가 심해진다. 등과 어깨, 뒷목이 굳어지기 때문에 척추의 일부가 틀어지고 허리까지 아프게 된다. 인체는 그만큼 통합적 유기체로서 긴밀히 연결되어 있다.

급체가 뒷목과 어깨, 등과 무슨 관계가 있겠는가 싶지만 몸의 증세는 그렇게 나타난다.

그런 사실은 당뇨나 체증에 걸려 있는 사람의 척추와 등을 만져보면 확인할 수 있다.

당뇨나 체증의 경우 근육과 뼈가 100% 틀어져 있다. 특히 당뇨는 췌장의 기능저하로 인해 하체의 오른쪽 고관절이 틀어진다. 췌장이 좌측의 장기로서 기능이 저하되면 상대적으로 우측과의 밸런스가 깨어져서 고관절이 틀어지는 현상이 생긴다.

그 결과 우측의 고관절이 틀어지며 췌장을 담당하는 흉추 11번의 양쪽 근육이 수축되면서 뼈가 틀어진다. 그렇게 되면 췌장의 기능을 다스리는 11번 흉추의 신경총에 이상이 생기는 생리적 증세가 일어날 수밖에 없다. 그 증세는 대사기능저하로 인한 피로감과 당뇨의 혈당수치가 높아지는 것을 나타난다. 그런 메카니즘의 반복이 당뇨의 고혈당을 유발한다.

따라서 초기 당뇨는 우측 고관절과 틀어진 흉추만 바로잡아도 자연치유가 된다.

예를 들면, 우리 선조들은 소갈증(당뇨)로 인해 목이 타서 물을 많이 마시게 되고 소변이 많아지며 소화가 안 되는 증세가 오면 특이한 행동을 했다. 등을 나무에 대고 쿵하고 부딪히는 운동을 했다. 그렇게 등을 나무에 대고 계속해서 쿵쿵하고 부딪히면 그 증세가 사라졌다.

선조들은 소갈증(당뇨)에 대해 생화학적인 작용은 몰랐다. 하지만 등에 자극을 주면 소화기가 움직인다는 것을 경험적으로 알고 있었다. 그뿐 아니다. 체하면 등을 두드려주었다. 그러면 소화제보다 더 빨리 체기가 내려갔다. 중국에서는 오래전부터 등을 나무에다 부딪치는 운동을 했다. 우리나라에서도 한때 약수터에서 나무에 등을 부딪치는 운동을 하는 사람이 많았다. 사실은 대단히 좋은 자연요법이다. 우리 선조들이 소갈증(당뇨)에 등을 부딪친 이유는 미세하게 그 부분의 결림이 있었기 때문이었을 것이다. 체했을 때도 마찬가지이다. 예민한 사람은 등의 어딘가가 미세하게 결림이 있다는 것을 느낀다.

체했을 때는 흉추 2번과 3번이 틀어져 흉격(가슴아래의 횡격막)이 수축되어 유문(위장의 아랫문)이 닫혀 음식이 내려가지 않는다. 그렇기 때문에 주먹으로 정확하게 흉추 2번과 3번을 몇 번 쳐주면 틀어진 뼈가 바로 잡아지면서 체기가 내린다.

이러한 원리들은 현대의학의 해부학이나 신경생리학과도 정확히 일치한다. 췌장을 다스리는 신경총은 흉추 11번에 위치해 있다. 또 췌장은 좌측 장기로서 우측 고관절과 신경망이 연결되어 있다. 따라서 흉추 11번과 우측 고관절만 바로 잡아도 대사기능 저하의 원인 60%이상을 해결할 수 있는 것이다.

당뇨의 췌장기능을 복원하는 지압법

❶ 척추의 흉추11번의 양쪽을 눌러 통증이 있으면 힘껏 지압을 한다.

❷ 통증이 강하면 어깨가 수축되어 있기 때문에 풀어준다.

❸ 어깨 안쪽의 근육과 뼈를 뒤로 젖히며 이완시킨다.

❹ 흉추 11번 양쪽을 눌러본 다음 흉추 2, 3번도 같은 요령으로 힘껏 지압한다.

❺ 우측 고관절이 좌측에 비해 약간 틀어졌는지 다리를 펴고 관찰해본다.

❻ 좌측에 비해 근육과 뼈가 틀어져 있으면 좌골과 고관절을 움직여 바로 잡는다.

이상의 방법으로 흉추와 고관절의 근육과 뼈만 바로잡아주어도 효과적이다. 80년 가까이 임상을 통해 확인하였다고 하는 침뜸의학의 구당 김남수옹은 침과 뜸만으로도 '당뇨병은 잘 낫는다'고 말했다. 따라서 침뜸의학과 유사한 원리를 지닌 근골요법을 꾸준히 하면 췌장의 기능이 복원되고 혈당조절이 되는 것을 확인할 수 있을 것이다.

4.

소화관과 췌장의 기능을 정상화시키는 근골교정요법

근육과 뼈가 바로서야 소화관과 췌장의 기능이 좋아진다.

근육에는 혈관과 호르몬, 신경이 들어 있고 뼈에는 신경총이 연결되어 있다.

이러한 근육과 뼈의 관계는 인체와 긴밀히 연결되어 있어 전반적인 영향을 미친다. 인체의 통합적 유기체적인 특성에 비추어 볼 때, 내부 장기와 외부의 근육과 뼈가 연결되어 상호작용을 주고받는다. 따라서 근육이 굳고 뼈가 틀어지면 신경, 혈관, 호르몬까지 두루 영향을 미친다. 특히 자세가 바르지 못하게 되면 급격히 대사기능이 저하가 된다. 그뿐 만이 아니다. 성격에도 영향을 미치고 심지어 건강에까지 파급효과가 있다.

한번은 K의료법인의 K이사장이 이런 말을 했다.

"오른쪽 다리가 당기고 저리면서 어깨가 경직되어 늘 피로한 것 같습니다. 자세를 바로 세우려고 해도 잘 안됩니다. 왜 그럴까요?"

평소에도 그의 걸음걸이나 자세가 불안정하다고 생각하던 차라서 그에게 질문을 했다.

"만성체증과 당뇨가 있지 않으신가요?"

"어떻게 아셨습니까. 맞습니다. 꺼억 하며 트림도 잦고 뭔가 체한 느낌이 있습니다. 혈당이 상당히 높아서 약을 복용하고 운동도 하는데, 혈당이 잘 안 떨어져서 고민입니다."

그는 어떻게 알았는지 궁금해 했지만, 체형과 자세를 보면 금방 알 수 있다. 근육과 골격이 바르지 않기 때문에 표시가 난다. 필자는 그에게 근골교정을 해주고 식이요법을 알려주며 효소식품을 주었다. 그리고 보름 정도 지나서 그가 완전히 들떠 있는 목소리로 전화를 했다.

"혈당이 엄청 내려갔습니다. 혈당이 내려가서 하루 3개까지 먹던 알약을 줄이다가 하루에 1알만 먹는데도 그렇습니다. 공복혈당 300 이상을 오르내렸는데, 현재 공복혈당이 130까지 내려왔으니, 어찌 이런 일이 있습니까?"

그는 놀라워했지만 자연의학으로는 쉽게 일어나는 일이다. 혈당 강하제를 하루에 3알이나 4알 정도로 늘이며 힘들어하는 사람도 마찬가지다. 약을 끊고 틀어진 근육과 뼈를 바로잡고 자연치유력을 높이면 얼마든지 정상수준으로 될 수 있다. 우선은 틀어진 근육과 골격을 바로 잡으면 췌장을 관장하는 신경총이 회복되면서 대사기능이 정상화된다. 그런 상태에서 미네랄과 효소, 비타민을 섭취하면 자연히 정상적인 건강상태를 회복할 수 있는 것이다.

근육이 굳으면서 뼈가 틀어질 수 있다는 것은 과학적인 사실과도 일치한다. 또한 뼈가 틀어지면 척추의 신경총이 약화되어 내장의 기능이 저하되는 것도 마찬가지이다. 그러한 경우에 근육과 골격을 바로 세워 췌장기능을 좋아지게 하며, 자연의학으로 치유력을 높이면 빠르게 정상적인 건강상태로 돌아올 수 있는 것이다.

당뇨체질의 자세와 성격, 활동

● **당뇨체질의 자세**

자세는 대개 어깨가 안으로 모여 있고 쳐져 있다. 또한 척추가 휘게 되고 걸음걸이도 어딘지 갈지자로 걷는 경우가 많다. 자세가 그렇게 되는 이유는 소화관의 이상과 췌장기능의 저하 때문이다. 소화가 잘 안 되는 사람이 어깨가 안으로 모여들고 쳐지듯이 그들도 마찬가지이다. 부교감신경이 억제되면 자세는 소극적인 모드로 돌입한다. 그래서 몸이 긴장되어 수축되고 근육이 굳고 척추가 틀어진다.

● **당뇨체질의 성격과 활동**

성격은 적정체중이거나 비만이거나 상관없이 신경질적인 경우가 많다. 늘 근심에 사로잡혀 있거나 대단치 않는 일에 고민하는 경향이 있다. 또한 성격이 급하고 사소한 일에도 흥분을 잘하며 감정의 기복이 많다. 단 완벽주의 성격을 타고나서 업무처리와 적극적인 의식을 지닌 경우의 예외는 있다. 하지만 대개는 성격이 예민해지고 소극적인 경우가 많다.

당뇨체질의 근골교정이 자연치유력을 높인다.

근골교정요법은 만성체증의 연구를 통해서 창안된 자연치유법이다.

이 요법은 당뇨와 고혈압에도 매우 효과적이다. 이 세 가지 증세는 공통으로 근골의 틀어짐이 나타나기 때문이다. 주원인은 만성체증인데, 그것이 60% 이상이 무자각이다. 여성은 자각증세를 잘 느끼지만 남성은 대부분 무자각인 경우가 많다. 만성체증을 연구하면서 수많은 사람들이 근육과 뼈가 틀어진 것을 보며 확인한 사실이다. 그들 중에서 상당수는 만성체증에서 당뇨 혹은 고혈압으로 발전했다.

만성체증의 상태에서 체질적으로 소화기능이 약하면 당뇨가 되고 심폐기능이 나쁘면 고혈압이 되는 원리였다. 필자는 그 과정에서 만성체증, 당뇨, 고혈압으로 인해서 뼈와 근육이 틀어지는 현상을 발견했다. 일명 '근골 틀어짐 현상'으로, 내부 장기의 영향으로 자연히 외부의 근육과 뼈가 틀어지는 것을 알게 된 것이었다. 그리고 수많은 사람들을 대상으로 임상실험을 해 본 결과, 근육과 뼈를 바로잡기만 해도 체기가 내려가고 초기의 당뇨나 고혈압이 자연치유되는 것을 수없이 경험했다. 근골교정요법은 그 '근골(筋骨)틀어짐 현상'을 바로잡음으로써 자연치유력을 정상화한다.

소화관과 췌장의 기능을 정상화하는 근골교정요법

❶ 바닥에 누운 자세로 골반 주변의 근육을 풀어주고 골격을 바르게 잡는다.

❷ 다리를 펴고 누운 상태에서 좌, 우 다리의 길이를 바로 잡는다.

❸ 좌골과 우측 고관절의 틀어짐을 보고 근육을 풀어주고 골격을 바로 잡는다.

❹ 척추의 경추와 흉추 2, 3번과 11번 주변의 근육을 풀어주고 골격을 바로 잡는다.

❺ 앉은 자세로 척추를 바르게 세우고 척추 좌와 우의 근육이 바른지를 확인한다.

앞서 설명했던 당뇨의 췌장기능을 복원하는 지압법은 근골교정요법의 기본이다.

근골교정을 제대로 하기 위해서는 모든 중심을 골반을 중심으로 하는 좌골과 고관절, 그리고 척추교정을 해야 한다. 전문적으로 근육과 골격을 알아야 할 수 있지만, 소화관과 췌장의 기능을 정상화하는 정도의 근골교정은 누구나 할 수 있다.

위의 방법으로 자세를 바르게 하고 고관절-골반-척추를 바르게 하면 자연치유력은 놀랍게도 증대된다. 묵은 체중도 내리고 대사기능을 빠르게 항진할 수 있다. 주변의 가까운 사람에게 받거나 전문가를 통해서 받는 것이 좋다. 그렇게 근골교정을 하면 소화관과 췌장의 기능은 빠르게 회복한다. 그 어떤 운동보다도 확실하게 당뇨의 근본적인 원인들을 제거하는 효과가 있는 것이다.

당뇨의 근골교정을 위한 운동요법

근골교정의 운동요법이 당뇨의 자연치유력을 높인다.

당뇨의 자연치유력을 높이는 근골교정은 기본적으로 체중과 동일한 원리이다.

단 다른 점이 있다면 우측 고관절 틀어짐을 바로 잡는 것과 골반을 바르게 하는 정도의 차이가 있다. 당뇨는 췌장을 중심으로 골반과 우측 고관절의 틀어짐을 교정함으로써 최대한 효과를 높일 수 있다. 당뇨가 오래되면 췌장의 상부는 주로 흉추의 틀어짐으로 나타나고 췌장의 하부는 골반과 우측 고관절의 틀어짐으로 나타난다.

소화기능의 이상과 근골교정을 위한 운동원리

● 췌장 상부의 운동원리

〈식도-위장-12지장〉이 안정되도록 소화관의 연동운동과 흉추의 틀어짐을 바로잡기 위해서 운동한다. 췌장 위의 〈식도-위장-12지장〉을 위한 운동의 원리는 겨울잠을 자기 위해서 엄청난 양을 먹고도 체중에 걸리지 않는 곰의 운동과 자신의 입보다 훨씬 큰 먹이를 삼키고도 체중에 걸리지 않고 소화하는 뱀의 운동을 응용한다.

● 췌장 하부의 운동원리

〈소장-대장-직장〉이 안정되도록 소화관의 연동운동이 골반과 우측 고관절의 틀어짐을 바로잡기 위해서 운동한다. 엄청난 양을 한꺼번에 먹는 황소와 한끼에 일주일치 식량을 섭취하고도 소화시키는 호랑이의 운동을 응용한다.

췌장의 상부 〈식도-위장-12지장〉의 기능과 흉추를 바로잡는 운동요법

● 식도의 이완과 수축운동 - 황소가 머리를 뒤로 제치는 자세

〈기본자세〉 S라인 자세를 취한다. 허리는 넣고 힙은 위로 올리며 배는 잡아넣고 가슴은 위로 올린다. 식도와 위장을 충분히 이완시키는 최적의 기본자세이다. 이 운동요법은 소가 자주하는 자세로 고개를 위로 쳐들고 흔드는 원리를 응용한다.

❶ 황소처럼 고개를 뒤로 젖혀 뒷목의 풍부혈이 겹쳐지도록 자극
   하며 어깨를 위로 올린다.

❷ 등을 뒤로 젖혀서 가슴의 중앙부위 중심점이 자극되도록 한다.

❸ 등을 뒤로 젖힌 상태에서 양팔을 뒤로 최대한 젖혀 명치부위를
   자극한다.

❹ 이 자세로 3분정도 하다가 반대로 고개를 숙이고 이완의 자세
   를 취한다.

● **식도와 위장의 괄약근 강화 워킹 – 뱀이 기어가는 자세**

〈기본자세〉 S라인 자세를 취한다. 허리는 넣고 힙은 위로 올리며
배는 잡아넣고 가슴은 위로 올린다. 이 운동요법은 뱀이 기어갈 때
고개를 약간 들고 좌우로 몸을 흔들며 나아가는 것을 응용한다.

❶ 뱀이 기어가듯 양팔을 한데 모아 어깨를 최대한 틀어가며 걷
   는다.

❷ 발의 각도는 45%로 틀고 배를 넣어 갈비뼈의 근육이 땅기도록
   몸을 뒤튼다.

❸ 목과 어깨, 상체가 틀어지도록 걸으면 소화관의 괄약근이 강화
   되며 흉추가 교정된다.

❹ 이 자세는 최대 10분 정도 한다.

췌장의 하부 〈소장-대장-직장〉의 기능과
골반 및 우측 고관절을 바로잡는 운동요법

● **소화관의 연동운동 강화 워킹-곰이 걸어가는 자세**

〈기본자세〉 S라인 자세를 취한다. 허리는 넣고 힙은 위로 올리며 배는 잡아넣고 가슴은 위로 올린다. 곰의 걸음걸이 자세로 좌우로 어깨를 흔들며 다리를 팔자로 걷는 것을 응용한다.

❶ 곰의 걸음걸이처럼 좌와 우의 어깨를 흔들며 팔자걸음으로 걷는다.

❷ 몸의 중심점은 고정한 상태로 상체를 좌우로 흔들면 배가 당기는 느낌이 든다.

❸ 이 자세로 걸으며 위장과 소장, 대장이 연동운동을 하며 췌장의 기능이 좋아진다.

❹ 이 자세는 최대 20분 정도 하는 것이 가장 효과적이다.

● **소화관의 수축과 이완을 강화하는 워킹-호랑이가 걸어가는 자세**

〈기본자세〉 S라인 자세를 취한다. 허리는 넣고 힙은 위로 올리며 배는 잡아넣고 가슴은 위로 올린다. 호랑이의 자세로 고개를 바로 하고 정확한 11자 일자로 걷는 것을 응용한다.

❶ 호랑이의 걸음걸이처럼 발끝과 손끝이 일직선상에 놓이도록 걷는다.

❷ 하체에 힘을 주고 천천히 11자로 걸으며 배와 단전을 안으로 당긴다.

❸ 무게중심이 하체로 쏠리며 우측 고관절과 골반이 교정되며 췌장의 기능이 좋아진다.

❹ 이 자세는 최대 10분 정도 하는 것이 효과적이다.

● **골반과 우측 고관절을 교정하는 운동**

〈기본자세〉 S라인 자세를 취한다. 허리는 넣고 힙은 위로 올리며 배는 잡아넣고 가슴은 위로 올린다. 골반과 우측 고관절을 교정하기 위해 천천히 앉았다 일어서며 교정한다.

❶ 어깨넓이로 다리를 벌린 후 엄지발가락을 안으로 붙이고 손으로는 벽을 집는다.

❷ 벽을 집고 허벅지를 안으로 모으며 천천히 앉았다가 일어난다.

❸ 무게중심이 하체로 쏠리며 우측 고관절과 골반이 교정되며 췌장의 기능이 좋아진다.

❹ 이 자세는 앉았다 일어났다 를 반복하여 100회 정도하는 것이 효과적이다.

이상의 근골교정을 위한 운동요법을 매일 30분에서 1시간만 해도 엄청난 효과가 있다.

실내에서 가볍게 할 수 있으면서도 최대한의 효과를 거둘 수 있

다. 실제 많은 분들이 효과를 인정했고 호응을 보냈다. 중요한 것은
반복적으로 꾸준히 하는 것이 최고로 좋다.

6.

혈당과 체중을 내리는
108배 큰절의 자연치유법

108배 큰절은 최상의 기공법이다.

108배 큰절은 오체굴신과 이완을 통해서 기혈순환을 시켜주며 자연치유력을 극대화한다.

그 효과는 KBS의 다큐멘터리 프로그램 '생로병사의 비밀'에서 다룬 적이 있다. 그 프로에서는 큰절로 하는 108배의 건강효과를 의학적이고 과학적인 방법으로 분석했다. 108배가 운동효과가 클 뿐만 아니라, 집중력향상과 심신안정, 뇌활성화, 항상성 유지 등의 효과도 있다는 것을 실험으로 증명했다. 제작진은 강남성모병원 윤건호 교수팀이 108배를 한 그룹과 걷기 운동을 한 그룹으로 나눠 한 달간 실험을 진행했다. 그리고 실험결과를 토대로 108배 운동이 건기 운동보다 혈당수치를 더 많이 낮추고 혈당등락폭도 줄여준다고 소개했다. 그 실험에서 근육량이나 체열을 비교한 결과도 108배를 한 그룹이 월등이 효과가 좋았다. 108배 큰절은 머리의 온도를 낮추고 단전 쪽 온도를 높이는 한의학적 효과가 있다는 전문가의 분석이 있었다. 실제 108배 큰절의 자연치유력은 대단히 뛰어나다.

108배 큰절의 효과와 당뇨의 자연치유법

● **심폐기능 강화와 대사기능의 항진효과가 있어 혈당을 조절한다.**

오체굴신을 통해 기혈순환을 강화시키고 대사기능을 항진시킨다. 그 결과 노폐물을 배출하며 혈액이 맑아지며 활력이 생긴다. 당뇨의 혈당이 조절되는 효과가 있다.

● **체지방 감소로 인해 인슐린민감성을 높여 혈당을 떨어뜨린다.**

저 강도의 유산소운동이지만 효과적이다. 108배만으로 남성은 144kcal, 여성은 100kcal 정도를 소모한다. 테니스 복식경기의 시간당 250kcal 소모에 비교하면 칼로리 소모량이 많다. 체지방 연소효과로 인슐린 민감성을 높여 혈당을 떨어뜨린다.

● **근력 강화, 척추와 골반, 관절의 교정하여 당뇨 증세를 개선한다.**

척추의 틀어짐으로 인한 신경총 기능을 복원하고 기혈순환을 좋

게 한다. 근육과 뼈의 틀어짐을 바로잡아줌으로 췌장의 기능을 항진
시키고 인슐린 분비를 촉진한다.

● **허리를 굴신하여 위장과 대장의 기능을 개선하여 췌장기능을 좋게 한다.**
허리와 배를 접었다 펴기를 반복하여 위장과 대장의 기능을 개선
하는 효과가 있다. 뱃속 장기가 자극을 받아 소화관과 췌장기능을
좋게 하여 당뇨의 자연치유력을 높여준다.

● **말초조직의 혈류량을 증가시켜 인슐린 민감성을 높여 혈당을 조절한다.**
말초조직의 혈류량이 증가하면 인슐린 민감성이 높아진다. 전체
적으로 혈액순환을 원활하게 하여 줌으로써 말초조직으로부터 내부
장기, 전체적인 컨디션을 좋아지게 하는 효과가 있다.

● **스트레스를 해소, 울화를 다스리며 감정조절로 당뇨 증세를 완화한다.**
반복적인 오체굴신으로 인해 잡념이 사라지면서 스트레스가 해소
되고 울화가 내려간다. 그 결과 감정조절이 되어 맑고 상쾌한 기분
이 유지되면서 당뇨증세가 개선되는 효과가 있다.

● **내장 저체온을 없애며 면역기능을 개선해 당뇨의 자연치유력을 높인다.**
머리와 가슴의 열이 내려가며 내장을 따뜻하게 하고 발가락까지
혈액순환을 시켜줌으로써 체온을 올려준다. 그 결과 면역기능이 개

선되어 당뇨의 자연치유력이 높아진다.

큰절기공의 두 가지 방법

● **상반신의 어깨관절과 흉추 교정법**

❶ 몸을 반듯하게 세우고 손을 모으며 발가락을 11자로 모은다.

❷ 상반신을 최대한 굽혀 먼저 손을 바닥에 집은 후에 무릎을 바닥에 꿇는다.

❸ 이마를 바닥에 대고 깊이 숙이고 손가락을 굴신하며 발은 왼발이 위로 오도록 포갠다.

❹ 상체를 세우며 손을 바닥에 집고 무릎을 먼저 바닥에서 들어올린다.

❺ 팔 힘으로 밀치면서 두 다리를 모아 일어서며, 시선은 모은 손 위쪽을 향한다.

● **하반신의 골반과 고관절 교정법**

❶ 몸을 반듯하게 세우고 손을 모으며 발가락을 11자로 모은다.

❷ 상반신을 세운 상태로 무릎부터 바닥에 대고 손을 바닥에 집는다.

❸ 이마를 바닥에 대고 손은 들고 손가락을 굴신하며 발은 왼발이 위로 오도록 포갠다.

❹ 상체를 세우며 손을 바닥에 집고 힘차게 밀면서 반동으로 일어
  난다.

❺ 두 다리를 모아 일어서며, 시선은 모은 손 위쪽을 향한다.

이 두 가지 큰절 기공의 차이는 손부터인지 무릎부터 인지에 따라 달라진다.

손부터 착지하면 어깨관절에 힘이 가게 하는 효과가 있어 어깨관절의 균형과 흉추의 교정효과가 있다. 상반신의 손부터 착지하는 큰절 기공법은 관절이 약하거나 흉추의 틀어짐이 심한 사람이 하는 것이 효과적이다. 반면에 무릎부터 착지하면 골반에 힘이 가게 하는 효과가 있어 골반의 균형과 고관절의 교정효과가 있다. 하반신의 무릎부터 착지하는 큰절 기공법은 무릎상태가 좋으며 골반과 고관절의 틀어짐을 교정하는 효과가 있다. 전체적으로 상, 하반신의 근육과 뼈가 틀어진 경우에는 5 : 5로 균등하게 하는 것이 좋다.

큰절 기공의 효과를 높이는 방법

❶ 신선한 기를 받아들인다고 생각하면서 느리고 가늘게 코로 숨
  을 들이쉰다. 얼굴에 가벼운 미소를 지으며 호흡조절이 부드러
  워야 심폐운동이 효과적으로 된다.

❷ 최대한 힘을 빼서 몸을 가볍고 부드럽게 해야 한다. 동작 하나

하나가 막힘이나 걸림이 없이 부드럽게 이어지고 몸의 기혈순
환이 활발해진다.

❸ 호흡이 가쁠 때는 절하는 속도는 늦추어야 한다. 천천히 각 신
체 부위에 동작의 자극이 정확하게 전달되고 호흡이 깊어지도
록 차분하게 하는 것이 더 큰 효과가 있다.

❹ 절을 할 때 자신만의 기도문을 만들어서 하는 것이 호흡조절에
자연스럽다. 예를 들면, 신이시여!! 소중한 꿈을 이루도록 도와
주시옵소서!! 식으로 하면 된다.

❺ 방석이나 이불을 마련하여 무릎을 보호하는 것이 좋다.

108배 큰절은 당뇨인이라면 반드시 해야 할 기공요법이다.

필자는 이 책을 구상하기 위해 가야산 해인사의 백련암에서 하루
3000배를 했던 적이 있다. 평소에 절을 많이 하지도 않았고 108배
이상 한 적이 없었다. 하지만 당시 3000배를 한 후에 매일 321배를
15일간 4815배를 하며 대단히 효과적인 자연치유법이라는 것을 확
신했다. 실제 의학이나 과학으로 효과가 입증된 만큼 최고의 자연치
유법으로 매일 실행하면 엄청난 효과를 거둘 수 있을 것이다. 참고
로 108배 큰절의 기공법은 인터넷에서 '108배'를 검색하면 도움이
되는 자료를 얼마든지 열람할 수 있다.

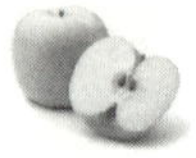

내장 저체온증을 치유하는 당뇨개선의 복부 벨트요법

당뇨가 발생하여 대사기능이 저하되면 내장 저체온증이 생긴다.

열이 가슴과 머리로 몰리면서 상대적으로 복부는 차게 되고 하체의 혈액순환이 저하되기 때문이다. 체내의 열은 곧 혈류의 흐름과 관계가 있다. 체내 절대치의 혈류가 한쪽으로 몰리면 상대적으로 다른 쪽은 차게 된다. 그렇게 내장 저체온이 되면 소화기의 장애 혹은 하체 혈액순환 장애가 나타난다.

대개 내장비만이 심한 체질이 당뇨에 잘 걸리는 이유도 내장 저체온의 원인이 많다. 배가 임신부처럼 튀어나온다는 것은 과식과 내장 저체온이 겹친 현상이다. 내장비만이 심한 상태가 되면 좀처럼 다이어트하기가 힘들다. 어지간한 운동량으로는 다이어트가 되지 않기 때문이다. 고강도의 헬스를 하지 않는 한 내장비만은 꿈쩍도 않는다.

그럴 때, 복부 벨트를 차면 대단히 효과가 있다.

필자가 복부 벨트를 연구한 것은 "왕실의 궁중건강법"을 집필하며 궁녀들의 다이어트를 알면서부터였다. 조선시대 아녀자들은 다이어트의 필요성이 없었다. 오히려 살이 찌기를 원했다. 얼굴이 둥글고 살이 통통하게 찐 처녀를 부잣집 맏며느리감이라 하며 선호했다. 한복의 특성상 적당히 살이 쪄도 드러나지 않기 때문에 다이어트의 필요성이 없었다. 그렇지만 궁녀들은 달랐다. 앞치마를 둘렀기 때문에 뱃살이 찌면 의상에서 표시가 났다. 그래서 그녀들이 고안한 다이어트는 광목으로 배를 감싸는 방법이었다.

당시는 복부 벨트가 없어 광목으로 배를 질끈 감고 다니는 것이 다이어트법이었던 것이다. 필자는 그 후에 복부비만을 해소하기 위해 직접 실험을 해보았다.

그랬더니, 놀라운 효과가 있었다. 복부 벨트를 하면 운동을 전혀 하지 않아도 복부비만이 해소되는 것을 확인할 수 있었다. 그뿐 아니라, 조금 섭취해도 배가 불러 소식을 할 수 있고 복부비만이 해소되면서 허리의 통증도 자연해소 되었다.

■ 복부 벨트가 내장비만에 미치는 효과

- 복부를 압박함으로써 온열효과가 있어 내장지방을 분해한다.
- 내장을 따뜻하게 해서 대사기능을 강화한다.
- 복부 전체가 따뜻하게 소화기관을 이완시켜 만성체증을 내려준다.
- 하반신의 혈액순환을 원활하게 하는 효과가 있다.
- 복부의 뱃살을 제거함으로써 허리의 물리적 부담을 줄여준다.

복부 벨트는 운동을 하지 않고 차고 있는 것만으로 이렇게 효과가 나타난다.

특히 고혈당의 내장 저체온증으로 체중은 감소하는데, 뱃살은 줄어들지 않는 경우엔 매우 요긴하다. 고혈당이 되면 뱃살을 운동으로 뺄 만큼 체력이 안 되기 때문에 도움이 된다.

만성 합병증이 심한 경우도 마찬가지다. 각종 합병증으로 기능이 약화되면 일상적인 생활을 하는데도 피로감이 겹친다. 그럴 때 복부 벨트는 내장비만을 제거하여 당뇨의 개선효과가 나타난다. 대사증후군도 마찬가지다. "중심비만(central obesity): 남자의 경우 허리둘레가 102cm 초과, 여자의 경우 허리둘레가 88cm 초과 (한국인 및 동양인의 경우 대개 남자의 경우 허리둘레 90, 여자 80 이상" 이상의 조건에서 운동을 하지 않고 내장비만을 해소하는 것으로 최상의 선택은 복부 벨트를 하는 것이 바람직한 것이다.

제 3장

당뇨를 개선하는
체질의학적 자연치유법

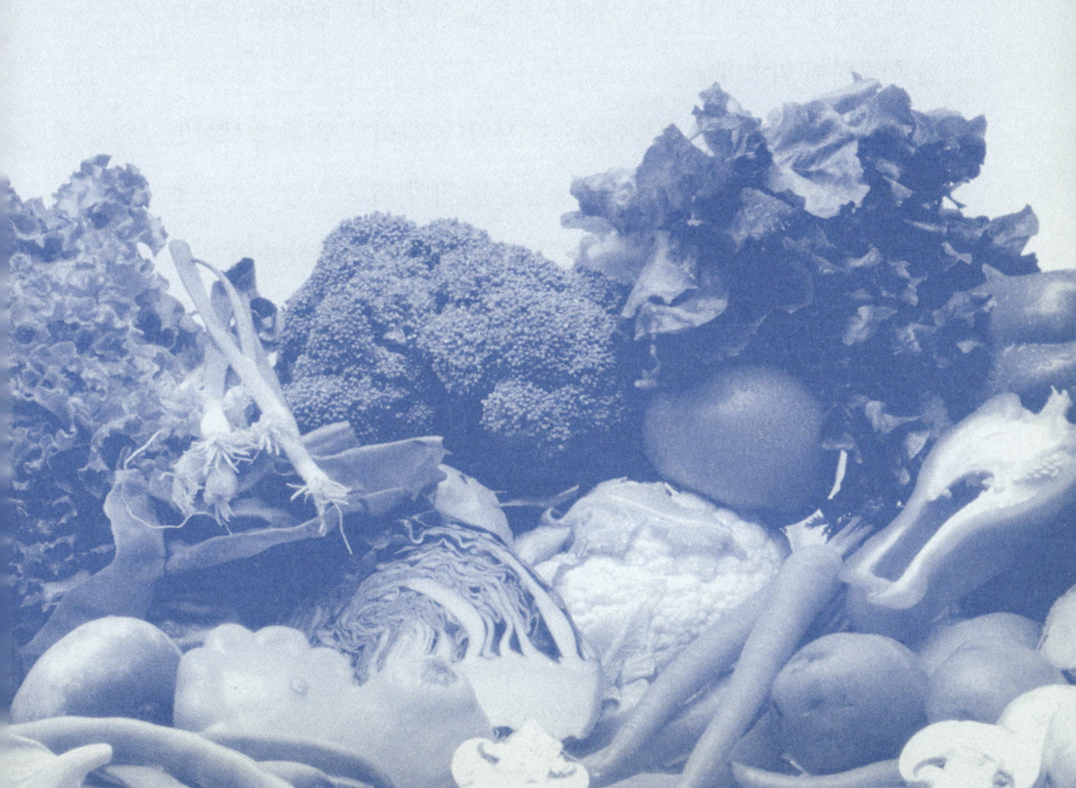

체질의학의 관점에서 보는 당뇨의 기전

당뇨와 소갈증은 같은 증세를 뜻한다.

사상체질의 창시자 동무 이제마는 당뇨의 기전을 한의학적 이론을 인용하여 밝혔다.

그는 당뇨를 삼초의 기능이상으로 보았다. 그러나 한 가지 특이한 것은 그의 의론에서는 당뇨 즉 소갈증을 거의 열로 인한 원인으로 보고 있다는 점이다. 그래서 소양인의 주병증으로 분류하여 열에 의한 증상으로 분류하였다. 또 당뇨의 주요한 발병원인을 성정(性情) 즉 스트레스와 감정의 부조절이라는 관점에서 설명하였다.

이는 기존 한의학에서 보는 관점과 상당부분 다른 점이 있다. 이미 앞에서 기술했듯 기존 한의학에서는 당뇨(소갈증)의 원인을 신장이나 간장 등의 장부에 국한했다.

반면에 그는 당뇨를 성정(性情)과 섭생(攝生), 성생활(性生活)에 의한 원인으로 보았다. 또한 구체적인 장부의 기능저하에는 기존 한의학의 관점을 수용했다. 이러한 당뇨의 기전은 근본적인 원인을 해결하는 자연치유법을 제시한다.

의학강목〉에 이르기를, 갈증이 나서 물을 많이 마시는 것을 상소(上消 → 당뇨1기)라 하고, 음식물이 소화가 잘되어 금시에 배가 고픈 것을 중소(中消 → 당뇨2기)라 하고, 갈증이 나고 소변을 자주 보면서 기름과 같은 것이 있는 것을 하소(下消 → 당뇨3기)라 한다."

- 동의수세보원 권3 -

필자는 한의학이나 체질의학의 '동의수세보원'에 있는 소갈증이 과연 현대의학의 당뇨개념과 일치하는지를 엄격하게 검토해보았다. 그 결과 2000년 '황제내경 소문'과 100년 전 '동의수세보원'에 나와 있는 소갈증이 100% 당뇨와 일치한다는 것을 확인했다. 물론 한의학계에서는 소갈증을 당뇨와 동일시하고 있고, 체질의학으로도 마찬가지이다.

당뇨의 원인은 스트레스와 감정의 부조절이다.

100년 전에 동무 이제마 선생은 당뇨의 원인을 스트레스와 감정의 부조절로 꼽았다.

최근의 현대의학이 당뇨의 스트레스 기전을 밝히기 전에 그러한 사실을 논한 것은 놀라운 일이다. 심리적 원인과 감정적 원인에 대해서 소상히 밝혀놓고 있다.

"나는 말한다. 소갈(消渴病)이란 것은 병자의 가슴이 너그럽고 활발하지 못한데서 생기는 것이다. 마음이 고루하고, 소견이 얕고, 하고자 하는 일이 조급하고, 계획에 골몰하면서도 생각하는 것이 부족하면 대장(大腸)의 맑은 양기(陽氣)가 쾌하게 위로 올라가지 못하기 때문에, 날과 달이 갈수록 소모되어서 이병이 생기는 것이다."

- 동의수세보원 권3 -

심한 스트레스와 감정적 부조화가 화를 일으켜 조열을 일으키는 것을 설명하고 있다.

대장의 에너지가 순환하지 못하여 음기(陰氣)가 부족해져서 당뇨의 원인이 되는 것을 명쾌하게 나타낸다. 이러한 기전은 실제 당뇨의 원인과 일치한다.

당뇨의 진행단계로 증상을 안다.

현대의학에서는 혈당치와 당화혈색소 등의 기준으로만 증상을 논한다. 그러나 체질의학은 근본적인 원인의 관점에서 진행단계를 밝히고 있다. 증상의 진행단계로 장부의 기능을 파악함으로써 근본적인 치유를 한다.

"위장(胃腸)에 있는 맑은 양기가 위로 올라가서 머리와 얼굴, 사지에까지 충족하지 못하면 상소병(당뇨1기)이 되고, 대장에 있는 맑은 양기가 위로 올라가서 위에 충족하지 못하면 중소병(당뇨2기)이 된다. 상소병(당뇨1기)도 중한 증세지만, 중소병(당뇨2기)은 상소병(당뇨1기)보다 배나 중하다. 또 중소병(당뇨2기)도 중한 증세지만 하소병(당뇨3기)은 중소병(당뇨2기)보다 배나 중한 증세다."

증상의 진행단계를 보면, 상소병(당뇨1기)보다 중소병(당뇨2기)가 훨씬 중한 증세이다.

또 중소병(당뇨2기)보다 하소병(당뇨3기)가 훨씬 중한 증세이다. 실제 장부의 관점에서 보면, 상소병의 심폐이상은 초기이며, 중소병의 비위 즉 소화기관의 이상이 훨씬 심각한 상태를 뜻한다. 그리고 하소병의 신장이상은 만성 합병증이 심각해지는 시점과 일치한다.

당뇨는 증상의 진행단계에 따라 치유한다.

당뇨는 진행단계에 따라 증상이 명확하게 나타난다. 체질적으로 보면 음기와 양기의 밸런스가 깨어지는 것이 증상으로 나타난다. 그래서 음기와 양기의 밸런스를 바로잡아주면 증상은 개선된다. 혈당치나 당화혈색소로 상태를 알아보는 것은 도움이 된다. 하지만 근본적인 원인을 제거하려면 증상의 진행단계를 알고 자연치유하는 것이 빠르다.

"나는 말한다. 상소(당뇨1기), 중소(당뇨2기)는 몸 안에 있는 양기가 위로 올라가는 기운이 비록 허해지고 손실되었더라도 겉의 음기가 아래로 내려가는 기운이 오히려 완전하고 씩씩하기 때문에 그 병이 비록 위험하지만, 그래도 오래 지탱할 수 있는 것이 바로 이 때문이다.

만일 음기가 허해서 낮에 열이 나고, 물을 마시고, 등이 차고 구역질이 나면 이것은 표리의 음양이 모두 허하고 손실된 것이다. 이것은 그 병이 더욱 위험해서 하소증(당뇨3기)과 증세가 거의 비슷한 때문이다. 그러나 몸과 마음의 섭생을 잘하고 약을 쓴다면 열에 6, 7명은 살 수가 있다. 그리고 만일 몸과 마음의 섭생을 잘하지 않고 약도 먹지 않는다면 백이면 백 모두 죽는다."

- 동의수세보원 권3 -

이로 미루어보면, 당뇨의 대사기능 저하를 명확하게 설명하고 있다.

당뇨의 초기는 양기가 위로 올라가는 기운이 약해도 음기는 건재하기 때문에 지탱이 된다. 반면에 만성당뇨로 음기와 양기가 모두 약화되면 기운이 손실되어 심각한 증세가 된다.

그러나 심각한 당뇨라고 해도 섭생(식생활습관)을 바꾸며 몸과 마음의 밸런스를 잡고 약으로 치료하면 살 수 있음을 나타낸다. 섭생 즉 식생활습관을 잘 교정하고 약을 쓰면 60~70%는 완치할 수 있다는 뜻이다. 즉 심각한 만성 합병증이 진행된 상태가 아니면 당뇨완치가 가능하다는 것을 표현했다. 당시의 의학수준으로는 대단한 성과다. 따라서 이러한 자연의학의 치유법은 당뇨를 근본적으로 치유할 수 있는 원리임을 알 수 있다.

2.

초기 당뇨는 음허조열증을 해소하면 치유된다.

●
●
●
●
●

초기 당뇨는 음허조열증을 알면 조기에 완치를 할 수 있다.

사상체질의 창시자 이제마는 소양인의 이열병(속열병)으로 소갈증을 논했다.

중국의 명의 장중경이 쓴 "상한론"에 있는 6경 음양을 가지고 병을 논한 6경병증의 원리를 적용한 것이었다. 그 원리를 보면 초기 당뇨의 음허조열증을 치유할 수 있는 원리가 있다. 또한 초기 당뇨를 소양증으로 진단하여 충분히 완치할 수 있음을 나타내고 있다.

"음이 허해서 낮에 열이 나고, 등이 차고 구역질이 나는 것은 비록 그 병이 위험해도 죽음은 아직 밖에 있는 것이니, 그 마음을 깨끗이

하고, 그 몸을 공경히 갖고, 또 좋은 약을 먹으면 죽지 않는다. 는 뜻
이 될 것이다."

- 동의수세보원 권 3 -

"입이 쓰고 목이 마르며 현기가 나고 귀가 안 들리며 가슴이 답답
하다. 추운 기운이 오락가락하고 두통이 나며 열이 나고 맥이 시원치
않은 것은 소양증의 증세라고 한다."

- 동의수세보원 권 2 -

초기 당뇨의 음허조열은 심각한 증상이 아니다. 그 마음을 깨끗이
하고 그 몸을 공경히 갖으며 좋은 약을 먹으면 충분히 자연치유로
완치할 수 있음을 뜻한다. 소양증의 증세는 당뇨의 증세와 일치한
다. 초기의 당뇨인 공복혈당 200이하엔 빠르게 자연치유할 수 있음
을 나타내는 것이다.

초기 당뇨는 스트레스와 감정부조절을 해소하면 자연치유가 된다.
동무 이제마선생은 6경병증에서 "소양증의 증세는 곧 소양인에게
있는 병의 증세다."라고 했다. 기존 한의학의 병리와 전혀 다른 병리
기전을 설명하고 있다. 그는 사람의 마음에서 생기는 사랑과 미움이
하고자 하는 바는 그로 인한 스트레스, 억압, 긴장으로 구분한다.
또한 희, 노, 애, 락의 감정에 치우침은 감정조절로 분류한다. 그

리고 그로 인해서 병이 되는 원리를 설명한다. 따라서 당뇨를 소양증의 이열(裏(熱)로 보며 동시에 스트레스와 감정조절의 문제가 병행함을 간파한다. 그런 점은 오늘날의 현대의학과 정확히 일치한다.

"옛날 의사들은 사람의 마음에서 생기는 사랑과 미움이 하고자 하는 바와, 희, 노, 애, 락이 치우쳐서 병이 되는 것은 알지 못했다. 다만 음식물 때문에 생기는 지라(췌장)와 위의 병이나 풍(風), 한(寒), 서(暑), 습(濕), 촉(觸)의 침해로 병이 생기는 줄만 알았다."

- 동의수세보원 권 2 -

당뇨의 주요원인에 대해서 스트레스와 감정의 문제는 상식이다.

그러나 소양인이나 소양증의 부분은 당뇨를 설명하는 방식일 뿐이다. 소양인체질이 잘 걸린다는 것은 아니다. 태음인, 소양인, 태양인, 소음인 모두에게 당뇨는 발생할 수 있다.

다만, 그 증세는 소양증의 이열병으로 나타난다. 이열병은 속의 열이 있는 것으로 음허조열증을 나타내며, 실제 스트레스와 감정적 문제와 긴밀히 연관되어 있다.

초기 당뇨를 쉽게 치유할 수 있다.

● 당뇨의 변화단계는 증세에 따라 명확하게 나타난다.

당뇨의 증세변화는 상소(당뇨1기) 때에 마땅히 일찍 치료해야 한다고 명시한다. 그리고 이미 중소(당뇨2기)가 되었으면 반드시 급히 치료해야 함을 강조한다. 이러한 점은 상소인 초기의 당뇨에 빨리 자연치유를 해야 한다는 것을 의미한다.

"나는 말한다. 종기가 나거나 안질이 생기는 것은 모두 중소병(당뇨2기)이 변한 증세다. 중소(당뇨2기)는 본래 위험한 증세이니 상소(당뇨1기) 때에 마땅히 일찍 치료해야 한다. 그리고 이미 중소(당뇨2기)가 되었으면 반드시 급히 치료해야 할 것이니, 하소증(당뇨3기)이 되면 죽는 병이다."

– 동의수세보원 권 3 –

이로 미루어보면 중소(당뇨2기)가 되면 반드시 급히 치료해야 한다고 것을 알 수 있다.

당시의 의학체계에서는 중소(당뇨2기)의 고혈당 문제를 치료하기가 힘든 상황인 것을 나타낸다. 그리고 '하소증(당뇨3기)이 되면 죽는 병이다.' 라는 뜻은 매우 심각하다는 것을 경고한다. 그 점은 당뇨 3기의 공복혈당이 400 이상 오르는 고혈당으로 당뇨합병증이 유발되며 위험하다는 것을 의미한다. 당시의 의학체계에서는 당연한 말이다. 그러나 체질적으로 소양증의 이열병에 대해서 초기 당뇨(상소)는 마땅히 일찍 치료해야 한다는 말에 주목을 할 필요가 있다. 그는 명확하게 초기 당뇨(상소)는 일찍 치료하면 나을 수 있음을 나타냈다.

● 초기 당뇨는 가벼운 증세이다.

주변에서 보면 초기 당뇨를 치료하여 완치했다는 말이 심심치 않게 들린다.

현대의학에서는 일시적인 당뇨현상만 있었기 때문에 치료가 된 것이라고 한다. 하지만 체질의학의 원리로 보면 초기 당뇨(상소)는 음허조열증만 해소하면 빠르게 치료가 된다.

> "왕호고가 말한다. 한 어린애가 갓 나서 아이가 될 때까지 도한(盜汗)을 흘려 7년이 되었는데도 모든 약의 효력이 없더니 양격산을 사흘 동안 쓰자 병이 나았다."
>
> – 동의수세보원 권 3 –

중국의 명의 왕호고의 경험처방에 대해서 이렇게 서술했다.

"이런 병에 양격산을 쓰고서 병이 낫다고 하면, 이병은 바로 상소병(당뇨1기)으로서 가벼운 증세이다." 라고 했다. 초기 당뇨 이열병은 음허조열증을 개선하면 치유가 된다는 뜻이다. 실제 내당능 초기나 초기의 당뇨는 불과 2~3개월이면 뚜렷한 효과가 나타난다. 한국당뇨체질협회의 임상연구에 의해 그 효과를 입증한 바 있다. 내당능초기나 초기 당뇨는 체질의학의 원리로 섭생교정과 음허조열증을 해소하면 빠르게 치료를 할 수 있다.

"당뇨는 체질의학의 원리에 따라 치료를 하는 것이 가장 효과적입니다."

그 협회의 이재규회장을 비롯한 회원들은 체질의학의 원리로 당뇨치료의 새로운 장을 열고 있다. 중국식 한(漢)의학이 아닌 우리나라의 한(韓)의학이 당뇨, 고혈압, 암 등의 대사증후군 질환을 차례로 정복하고 세계 속에서 활짝 꽃 피우게 될 날이 멀지 않은 것이다.

3.

소화기관이 좋아지면 췌장의 기능은 회복된다.

당뇨의 근본적인 자연치유의 해결책은
소화기관이고 췌장이다.

대표적인 당뇨의 3다의 증세는 소화관과 관련이 깊다.

많이 마시고 많이 먹는 것도 소화관의 생리현상이고 인슐린 분비
도 소화관의 핵심인 췌장이다. 그런데 지금까지 동, 서의학의 당뇨
에 관한 병리기전에 보면 소화관에 대한 원인을 밝힌 연구가 거의
없다. 그러나 체질의학에서는 당뇨가 소화관과 관련이 있음을 밝히
고 있다. 동무 이제마선생이 활동했던 100년 전 그 시대에는 오늘날
같은 해부학적 지식이 없었기 때문에 정확하게 췌장을 지목하지는
않았다. 하지만 대장과 위의 열이 위로 올라가서 음허조열증을 일으

킨다는 것은 명확하게 알고 있었다.

"위장(胃腸)에 있는 맑은 양기가 위로 올라가서 머리와 얼굴, 사지
에까지 충족하지 못하면 상소병(당뇨1기)가 되고, 대장에 있는 맑은 양
기가 위로 올라가서 위에 충족하지 못하면 중소병이 된다."

– 동의수세보원 권 3

상소(당뇨1기)와 중소(당뇨2기) 증세는 명백히 위장과 대장에 원인이
있다.

만약 100년 전 당시에 그가 현대의학을 알았더라면, 위장과 대장의
중간에 위치한 소장, 12지장, 췌장에서도 원인을 찾았을 것이다. 그
런데도 현재까지 의학계에서는 아직도 당뇨의 원인을 소화관에서 찾
지 않고 있다. 현대의학에서는 오로지 인슐린에만 초점을 두고 있다.

그들이 틀린 것은 아니지만 근본적인 원인을 찾아내지 못한 것만
은 분명하다. 그에 비추어보면 체질의학에서 위장과 대장에서 원인
을 찾은 것은 대단히 의미가 있다. 실제 소갈증의 상소(당뇨1기)나 중
소(당뇨2기)는 소화관과 밀접한 관련성이 있기 때문이다. 소화관을 관
장하는 비장이나 췌장을 중심으로 하는 원리를 보면 이해를 할 수
있다.

췌장이 좋아지면 당뇨는 사라진다.

소화관의 이상이 핵심장부인 췌장에 직접적인 영향을 미친다는 것은 상식이다.

또한 비장에 대해서도 동일한 영향을 미친다. 췌장의 기능이 약화되면 소화기능이 저하되고 비장의 기능이 약화되면 습열이 생기고 체내 진액인 음기가 약화된다. 따라서 소화관의 이상은 당뇨를 유발하는 원인이 된다. 그러한 사실은 당뇨가 기름진 음식문화가 발달한 선진국에서 많이 발생한다는 것을 보면 알 수 있다.

예를 들면, 북한에서는 당뇨가 거의 없다. 그런데 당 간부들만 당뇨에 잘 걸리기 때문에 '간부병'이라 불린다고 한다. 후진국에서는 부자들이 잘 걸리는 증세라고 부자병이라고 하는 것과 같은 맥락이다. 지나치게 잘 먹어서 걸리는 증세, 즉 소화관을 혹사시켜서 췌장 기능이 저하된 원인의 증세가 당뇨이다. 9m에 이르는 긴 소화관이 과식이나 비만으로 혹사를 당하니, 어떻게 당뇨가 유발되지 않겠는가. 특히 과식이나 폭식, 비만은 소화기관의 이상인 만성체증을 유발하기 때문에 당뇨 혹은 고혈압을 필수적으로 수반한다.

그러한 점은 상소(당뇨1기)와 중소(당뇨2기)는 위장과 대장의 열로 인해 발생한다는 것을 보면 알 수 있다. 그 증세는 만성체증이 걸려 있음을 나타낸다. 소화관은 음식물을 이동시키는 통로이기 때문에 언제든 막힐 수 있다. 소화관은 도로에서 체증을 일으키는 병목구간처럼 막히면 기능이 저하되기 때문이다.

따라서 소화관의 기능을 좋게 하며 췌장과 비장의 기능이 좋아지면 당뇨는 근본적인 자연치유가 일어난다. 췌장의 기능이 좋아지면 인슐린 분비나 저항성이 사라지며, 동시에 비장의 기능이 좋아지고 체내 진액과 혈액운화가 잘되어 건강해지는 것이다.

동일한 종족인 피마 인디언의 집단당뇨와 멕시코 인디언의 건강을 비교해보라.

당뇨의 유전성과 영양 불균형, 소화관의 문제를 알 수 있는 명백한 사례가 있다.

동족인 남한과 북한의 당뇨 발병률도 그렇지만 동일한 종족의 인디언들을 비교해보면 명확하게 알 수 있다. 당뇨가 유전자와 무관하게 문화적 조건에 따라 나타난다는 것을 표본으로 삼아도 될 정도로 뚜렷한 증거가 있다.

● 세계 최대의 집단당뇨 발병지인 피마 인디언자치구역

미국 애리조나주 주에 피마(Pima – 강사람들이란 뜻)인디언 자치구역이 있다.

그곳은 세계 최대의 집단당뇨 발병지이다. 30대 이상 성인의 51%가 당뇨병을 앓고 있기 때문이다. 세계에서 유례없이 당뇨병 유병률이 가장 높은 곳이며 동시에 당뇨병 관리 실패의 대표적인 사례로 꼽힌다. 미국을 비롯한 세계 다른 나라에서 당뇨병 사례 연구 지역으로 찾는 이가 많을 정도이다. 피마 인디언들은 1950년대부터 미국 정부가 식량을 대량으로 지원함으로써 오랜 빈곤에서 벗어났다. 그 후 '먹고 자는' 데만 익숙해지면서 말을 타고 사냥하던 과거는 사라졌다. 집안에서 햄버거와 콜라를 먹으며 TV를 보는 것이 하루 일상이 됐다. 그러자 '뚱보' 가 급증하면서 1990년대에 45세 이상 남녀에서 당뇨병 발생률이 70%대까지 치솟았다.

● 멕시코 거주 인디언의 건강한 삶

동일한 종족인 멕시코 거주 인디언은 피마 인디언자치구역과 달리 건강한 삶을 살고 있다. 그들은 전통 식사를 고수하며 에너지의 15~20%만 지방으로 섭취한다. 육체 노동시간도 일주일에 23시간 이상을 유지하며 활발한 생활은 한다. 이 때문에 이들은 피마 인디언자치구역의 인디언과 전혀 다른 건강상태를 유지한다. 비만이나 당뇨로 인한 문제가 전혀 발생하지 않고 있다. 피마 인디언자치구역의 인디언들은 '먹고 자는' 데만 익숙한 것과 다른 삶을 살았기 때문에 고도비만의 '뚱보' 도 없고 건강을 유지할 수 있었던 것이다.

이 두 인디언족의 경우 매우 극단적인 대조군으로 당뇨와 건강으로 나누어진다.

이들의 생활에서 보이는 가장 큰 차이는 소화기관과 영양 불균형이다. 과식이나 뚱보, 집안에서 햄버거와 콜라를 먹으며 TV를 보는 일상은 그들의 소화기관이 혹사당하고 만성체증에 걸리기 쉬운 조건이며 심한 영양 불균형이다. 과식을 하고 뚱뚱해지며 운동량이 절대적으로 부족하면 가장 타격을 받는 것은 소화기관이며 췌장이다. 당뇨와 소화기관, 영양 불균형은 밀접한 관련이 있는 것이다. 실제 심각한 당뇨를 겪는 사람들 중에 소화기관이 좋은 사람이 드물고 대부분 심각한 영양 불균형이다. 필자는 당뇨환자를 만날 때마다 만성체증여부를 물어보는데, 예외를 본 적이 없다. 차이가 있다면 무자각 만성체증이 많다는 것일 뿐, 거의 모든 당뇨인이 만성체증을 동반하고 있었다. 따라서 당뇨는 소화기관을 잘 관리하고 영양 불균형이 생기지 않도록 채식중심의 자연식을 하면 자연치유가 되는 것이다.

4.

생활습관을 바꾸면 당뇨체질이 개선된다.

당뇨는 섭생을 잘하는 것이 기본이다.

100년 전 현대의학에서는 당뇨의 기본적인 기전조차도 모르던 때에 이제마 선생은 정신적 문제와 섭생을 강조했다. 현대와 같은 첨단 의학적 기구나 통계조사 방식 등이 없던 그 시절에 벌써 몸과 마음의 섭생 즉 식생활습관교정과 영양 불균형개선을 알고 있었다는 것은 대단한 의학적 발견이다. 그는 섭생 즉 식생활습관교정과 영양 불균형 개선, 올바른 생활습관을 바꾸는 것이 당뇨체질을 개선하는 데 필수라는 것을 강조한다.

"몸과 마음의 섭생을 잘하고 약을 쓴다면 열에 6, 7명은 살 수가 현대의학에서도 식이요법과 운동요법을 통한 섭생의 변화를 강조한다.

100년 전 그는 현대의학보다 앞서 몸과 마음의 섭생을 주장했다. 놀라운 일이다. 당뇨, 고혈압은 암과 더불어 섭생 즉 생활습관에 의한 원인이 절대적이라는 것은 주지의 사실이다. 실제 당뇨는 기본적으로 섭생을 바꾸는 것만으로 근본원인의 제거가 가능하다.

따라서 당뇨체질의 개선은 섭생을 바꾸는 것으로부터 시작해야만 한다.

생활습관을 바꾸는 것이 자연요법이다.

생활습관 즉 섭생을 바꾸는 것이 자연요법이다.

당뇨에는 섭생의 개선이 최고의 치유효과를 나타낸다. 동무 이제마 선생은 당뇨와 섭생의 관계를 중시했다. 잘못된 섭생이 당뇨를 유발하며 악화시킨다는 것을 그는 일찍이 간파했다.

것이 세 가지가 있다

　첫째는 술 마시는 것이요, 둘째는 방사(섹스)의 피로함이요, 셋째는
짠 음식과 국수를 먹는 일이다. 이 세 가지를 잘 삼간다면 비록 약을
쓰지 않아도 역시 스스로 병이 나을 것이다."

- 동의수세보원 권 3 -

　이제마선생은 손사막을 인용하여 섭생의 중요성을 강조했다.
　1000년 전 중국의 명의 손사막이 제시한 당뇨(소갈증)의 섭생법이
현대의학으로도 적용이 될 정도로 맞다는 것은 놀라운 일이다.

당뇨의 섭생법을 잘 지키면 약을 쓰지 않아도 병이 낫는다.

　초기 당뇨에 섭생을 바꾸어 자연치유가 된 사례가 많다.
　독하게 마음먹고 섭생을 잘하면 그 자체가 자연요법이기 때문에
당연한 효과이다. 주사나 약물을 선택하기 전에 섭생부터 바꾸는 것
이 그만큼 중요하다. 자칫 평생 당뇨의 족쇄를 차는 것보다는 당뇨
의 섭생법으로 해방이 되는 것이 더 바람직하지 않겠는가. 독하게
섭생법을 잘 지키면 분명히 약을 쓰지 않아도 분명히 병이 낫는 것
이다.

● **첫 번째 술 마시는 것을 제한하는 것은 당뇨관리의 주요한 상식이다.**

술을 마신다는 것, 즉 알코올 섭취는 췌장과 간을 망가뜨리는 당뇨의 이적행위이다.

알코올은 췌장염의 주된 원인이며 각종 간염을 유발하기도 한다. 당뇨에 있어서 알코올 섭취는 간의 기능을 저하시키며 혈당을 춤추게 한다. 간은 알코올을 분해하며 안정된 혈당치를 유지하기 위해 포도당을 방출하는 등의 혹사를 하게 되어 저혈당을 유발한다.

따라서 알코올 섭취는 췌장과 간을 손상시키는 요인이므로 제한을 해야 한다. 술은 당뇨의 이적행위임을 명심해야 한다. 다만 반드시 마셔야 한다면 당질이 많은 정종, 맥주, 와인, 막걸리 등의 양조주는 피하는 것이 좋다. 그에 반해서 소주나 위스키 등의 증류수는 당질을 많이 함유하지 않기 때문에 조금은 마셔도 되는 정도이다.

● 두 번째 방사의 피로함은 체내 정기을 손상시키는 주요한 원인이다.

적당한 방사(섹스)는 체내 정기(호르몬)을 손상시키지 않기 때문에 큰 문제가 되지 않는다. 하지만 문란하고 잦은 방사(섹스)는 에너지를 손실시키는 것은 분명한 사실이다. 호르몬을 담당하는 내분비계의 기능을 저하시키고 심폐의 열을 높이며 음허조열의 상태가 되게 하는 요인이 된다. 그렇게 되면 당연히 소갈(당뇨)를 일으키는 원인이 될 수 있다.

방사(섹스)는 자위행위도 포함된다. 자위행위는 그 자체가 생식기만을 자극하여 정액을 사정하기 때문에 체내의 정기를 많이 훼손한다. 무분별하고 잦은 방사(섹스)는 체내 정기를 손상시켜 화기(火氣)를 상승시키고 음허(陰虛)를 유발한다. 그렇게 되면 당뇨의 주요원인인 음허조열(陰虛燥熱)의 원인이 되는 것이다. 따라서 무분별한 방사를 절제하는 것이 바람직하다.

● 세 번째 짠 음식과 국수는 염분과 전분을 제한하는 것을 의미한다.

당뇨에 짠 음식이 좋지 않다는 것은 상식이다. 짠 음식의 염분은 자연스럽게 당분을 끌어당겨 혈당을 높이는 간접적 작용을 한다. 또한 과도한 염분의 나트륨은 칼륨을 소모시키고 혈관내피세포에 작용을 하여 혈관을 수축시키는 물질을 유도하기 때문이다.

국수를 먹는 것이 당뇨에 나쁜 영향을 미친다는 것 역시 놀랍게도 과학적인 사실이다.

최신 과학적 연구에 의하면 밀속에 함유되어 있는 단백질인 글루텐이 문제이다. 글루텐은 류마티스 관절염과 다발성 경화증과 같은 자가면역질환뿐만 아니라, 당뇨를 유발하는 물질이다. 그러니까, 국수나 빵 등을 섭취하고 소화에 많은 어려움을 느낀다면 글루텐 불내성일 가능성이 높다. 글루텐 민감성을 가진 체질은 음식물 섭취 직후 소화에 어려움을 겪는다. 실제 주변에서 국수나 빵을 전혀 먹지 않거나 밀가루 성분을 섭취한 후에 소화를 잘 못시키는 사람들은 글루텐 민감성일 가능성이 높다. 따라서 만약 글루텐으로 벗어나 국수나 빵을 섭취하고 싶다면 글루텐 프리 밀가루를 사용하는 것이 좋다. 글루텐 프리 밀가루는 소량의 탄수화물에 대량의 아몬드가루와 견과류 가루를 섞어 만든 것이다.

5.

스트레스 해소와 감정조절로 당뇨를 몰아낸다.

스트레스와 감정 부조절이 당뇨의 원인이다.

스트레스와 감정 부조절이 당뇨의 원인이다.

현대에서는 널리 알려진 상식이지만, 동무 이제마 선생은 이미 100년 전에 당뇨의 주요원인이 스트레스와 감정에 있음을 간파했다. 놀라운 통찰력이다.

"나는 말한다. 소갈병이란 것은 병자의 가슴이 너그럽고 활발하지 못한데서 생기는 것이다.

- 동의수세보원 권 3 -

"마음이 고루하고 소견이 없고 하고자하는 일이 조급하고 계획에 골몰하면서도 생각하는 것이 부족하면 대장(大腸)의 맑은 양기가 쾌하게 위로 올라가지 못하기 때문에 날과 달이 갈수록 소모되어서 이 병이 생기는 것이다."

– 동의수세보원 권 3 –

그는 당뇨가 가슴이 너그럽고 활발하지 못하다는 점 때문에 생긴다고 했다.

이는 현대적 의미로 보면, 스트레스를 의미한다. 실제 스트레스는 현대의학에서도 당뇨를 유발하는 주요 원인으로 꼽는다. 교감신경을 긴장시키며 부교감신경을 억제하기 때문에 여러 증세를 유발한다. 교감신경이 긴장되면 나타나는 악영향은 다양하게 나타난다.

실제 스트레스는 교감신경의 긴장을 초래하며 당뇨뿐 아니라, 여러 가지 생활습관병을 유발하는 원인이 되고 있다.

교감신경의 긴장이 초래하는 나쁜 영향력

❶ 과립구의 급증 – 활성산소 대량발생으로 조직이 파괴된다.

❷ 혈액순환장애가 발생한다.

❸ 임파구가 감소된다.

❹ 배설과 분비능력이 저하된다.

과도한 스트레스는 불안과 갈등을 유발한다. 그 결과 인슐린 분비를 억제하고 효과를 떨어뜨려 혈당을 높이는 작용을 한다. 그래서 심한 스트레스를 받거나 오래 지속되면 당뇨병이 생길 수 있다. 예를 들자면, 갑작스럽게 엄청난 금전의 손실이나 부도 등으로 심각한 경제적 타격을 받는 사람들은 대부분 당뇨에 걸린다. 특히 자신의 잘못이 아닌 보증을 잘 못 했거나 사기를 당해서 엄청난 타격을 받는 경우에도 그런 경우가 많다.

그 밖에도 스트레스는 노화의 주범인 활성산소를 만들고 혈압을 상승시키며, 콜레스테롤 수치를 높여 혈관을 쉽게 손상시킨다. 즉, 동맥경화, 뇌졸중, 심근경색 등 심혈관계 질환을 유발하는 주요원인이 된다. 따라서 당뇨를 비롯한 각종 질환을 예방하고 치료하려면 스트레스 해소는 필수적이다.

● 늘 기쁘고 즐거우며 행복한 삶이 당뇨를 몰아낸다.

"혈당을 체크하는 것이 두렵습니다."

"왜 두렵습니까?"

"혈당이 300이상 오르면 기분이 우울하고 무기력해져요. 성격도 자꾸 어두워지고 화도 잘나고 매사 부정적이 되요. 그래서 열심히 약 먹고 식이요법하고 운동은 하지만, 혈당체크는 자꾸 안 하고 소홀하게 됩니다."

당뇨의 만성 합병증으로 심근경색 수술을 받은 Y씨가 이렇게 말했다.

그의 표정은 어두웠다. 스트레스가 많고 감정조절이 잘 안 되는 것 같았다. 그 뿐만 아니라, 당뇨에 걸린 사람들을 만나보면 그런 분들이 많다. 스트레스와 감정조절이 당뇨의 원인인데, 그것을 극복하지 못하고 있다는 것은 그만큼 자연치유가 안 되고 있는 것을 뜻한다.

반면에 성격이 밝고 활달한 사람은 당뇨에 걸려도 심각한 상태까지 가지 않는다. 당뇨로부터 해방을 선언하며 분명한 극복의지를 지닌다.

"저는 주사와 약물을 끊고 반드시 당뇨완치자가 될 겁니다."

1형 당뇨로 한때 인슐린 주사를 맞지 않으면 혈당이 500 넘게 나온 M씨가 그렇게 말했다.

그는 인터넷 카페나 블로그를 검색하며 당뇨완치자들을 찾고 그들이 어떻게 당뇨혁명을 일으켜 해방되었는지를 알아보고 있다고 했다. 그는 만성체증이 심해서 필자의 졸저 "만성체증이 내몸을 죽인다."를 읽고 찾아왔었다.

그들은 동일한 당뇨를 겪으면서 스트레스와 감정이 전혀 달랐다. 그 결과는 몸 상태에 그대로 반영되었다. Y씨는 두려움에 떨며 만성합병증을 키우고 있다. 반면에 M씨는 주사와 약물을 끊고 완치를 꿈꾸며 가고 있다. 현재 M씨는 거의 완치단계에 근접해 있다.

스트레스와 감정은 오장의 기능과 연결되어 있기 때문에 당뇨의 증상과 직결이 된다.

감정은 오장과 긴밀하게 연결되어 작용한다. 지나치게 분노감을 잘 느끼면 간기능이 저하 되고 지나치게 근심하거나 슬퍼하면 폐의 기능을 저하시킨다. 그렇기 때문에 감정조절을 위해 기분전환을 하며 노력을 해야 한다. 근심과 두려움, 분노는 당뇨의 원인이 되고 당뇨를 악화시킨다. 따라서 감정은 늘 온화하게 유지하고 조절을 잘 하여야 하는 것이다.

● 스트레스 해소와 감정조절이 자연치유력을 높인다.

동무 이제마 선생은 스트레스 해소와 감정조절이 자연치유가 된다는 것을 간파했다.

몸과 마음의 관계를 통해서 자연치유력을 높이는 것이기 때문에 그 관계를 설명하고 있다. 그는 스트레스 해소와 감정조절의 방법을 이렇게 각각 밝혔다.

"또 마땅히 그 마음을 너그럽고 활발하게 가질 것이요, 그 마음을 옹졸하게 가져서는 안 된다. 그 마음이 너그럽고 활발하면 하고자 하는 일을 반드시 느긋하게 하여 맑은 양기가 위로 통달할 것이요, 그 마음이 옹졸하면 하고자 하는 일을 반드시 조급하게 하여 맑은 양기가 아래로 소모될 것이다."

– 동의수세보원 권 3 –

"마음을 편안하게 갖고 생각을 조용하게 하면, 양기가 위로 올라가서 가볍고 맑아져 머리, 얼굴, 사지에 충족하게 된다. 이것이 곧 원기(元氣)요, 맑은 양기(陽氣)인 것이다. 마음을 수고롭게 하고 초조하게 생각하면, 양기가 아래로 떨어져서 무겁고 흐려져 머리, 얼굴, 사지에 열이 쌓이게 된다. 이것이 화기(火氣)요, 소모된 양기인 것이다."

– 동의수세보원 권 3 –

이상의 방법으로 스트레스를 해소하고 감정조절을 하는 것은 대단히 효과적이다.

성격을 밝고 활달하며 긍정적으로 변화시키면 당뇨의 자연치유력이 높아진다.

당뇨로부터 해방되는 자연치유법이면서 동시에 건강과 행복을 느낄 수 있는 방법이다.

6.

행복한 성생활로 당뇨를 예방하고
자연치유력을 높인다.

무리한 성생활은 당뇨를 유발하거나 악화시킨다.

당뇨는 성생활에 지대한 영향을 미친다. 그 말을 거꾸로 뒤집어 성생활 역시도 당뇨에 영향을 미친다는 등식도 성립한다. 당뇨로 인한 발기부전은 상식인데, 현대의학에서는 성생활과 관련된 연구가 미비한 편이다. 그러나 체질의학에서는 무리한 성생활이 당뇨를 유발하는 주요 원인이 되고 당뇨를 악화시키는 원인이 되기도 한다는 점을 강조한다.

동의수세보원에 따르면 성생활과 관련된 소갈증(당뇨)에 관한 구절이 여러 번 나온다.

"왕호고(王好古)가 말한다. 오석을 지나치게 써서 진기(眞氣)가 다 없어졌는데도 오석의 기운만 홀로 남아 있어서 양기(陽氣)가 지나치게 일어나며, 교접(섹스)을 하지 않았는데도 정수(精水-정액)을 배설하는 것을 강중(强中-당뇨4기)이라 한다. 소갈(상소-당뇨1기)는 경한 증세요, 소중(당뇨2기)는 심한 증세요, 소신(하소-당뇨3기)는 더욱 심한 증세다. 강중은 병자가 죽는 것을 서서 기다릴 만큼 빠르다."

- 동의수세보원 권 3 -

오석을 지나치게 쓴다고 함은 무리한 성생활을 한다는 것을 뜻한다.

그렇게 되면 진기(眞氣-체내의 원기)가 다 없어짐을 의미한다. 또 오석의 기운만 홀로 남아서 양기가 지나치게 일어난다는 것은 비정상적인 성욕항진이 됨을 의미한다. 그리고 교접을 하지 않았는데도 정수(정액)을 배설하는 강중(强中)은 발기불능으로 심각한 증세이다. 음기(陰氣)가 완전 고갈되어 양기(陽氣)로 인해 정액이 저절로 흘러나오는 것으로 생명력이 다해가는 생리적 현상이다. 이로 미루어보면, 성생활이 당뇨에 미치는 영향을 알 수 있다.

무리한 성생활이 당뇨를 유발하는 이유

정액은 많은 양의 피가 응축된 생명력이 강한 영양소이다. 도가에서는 정액을 백혈(하얀 피)라고 해서 남성이 성생활을 통해 사정하는 것을 피를 많이 흘리는 것에 비유했다. 남성의 과다한 성생활은 건강뿐 아니라 수명을 단축시키는 직접적인 원인이라고 했다. 따라서 남성들에게 있어 성생활의 절제가 무병과 장수의 지름길이라고 역설했다. 현대의학에서는 성생활이 건강에 미치는 영향을 간과하지만, 체질의학에서는 매우 중요한 것으로 규정한다.

실제 무리한 성생활로 정액이 소모되면 그 양의 수십 배에 해당하는 양의 혈액이 빠져나가는 것과 같다. 한 방울의 정액을 만들기 위해선 백방울의 피가 필요하기 때문에 잦은 사정은 체내 정기(精氣)가 손상된다. 그 결과 체내 진액이 마르고 화기(火氣)가 상승하여 음허(陰虛)해지고 조열(燥熱)이 발생하여 당뇨를 초래할 수 있다.

무리한 성생활로 인해 나타나는 건강의 적신호

❶ 체내 정기(精氣)의 손상으로 피로감과 무기력증이 느껴진다.

❷ 화기(火氣)가 상승하여 음허조열증으로 갈증이 생겨 물을 많이 마신다.

❸ 신장의 기능이 혹사되어 소변을 자주 보게 되며 하반신의 힘이 빠진다.

❹ 빠져나간 정기(精氣)를 회복하기 위해 식욕항진이 나타난다.

❺ 진액이 마르고 호르몬 소모가 심하여 정신이 혼미하고 졸음이

온다.

❻ 잦은 흥분으로 인해 교감신경이 항진되어 화를 잘 내고 부정적이 된다.

❼ 부교감신경의 손상으로 인해 소화가 잘 안되어 속이 더부룩하고 대사기능이 떨어진다.

대부분의 사람들은 무리한 성생활이 건강의 악영향을 모르는 경우가 많다. 현대의학에서 그런 부분을 간과한다. 그러나 생각보다는 청소년들의 자위행위를 비롯하여 성인들의 과도한 성생활이 주는 건강의 적신호는 심각하다. 따라서 절제된 성생활은 당뇨의 예방효과가 있으며 스테미너의 강화는 당뇨의 자연치유력을 높이는 효과가 있다.

당뇨로 인한 비정상적인 성욕항진과 발기부전

초기의 당뇨(상소)로 인해 음허화동이 심해지면 비정상적인 성욕항진이 일어난다. 음허(陰虛)로 음기가 약화되면 오히려 화기(火氣)가 동(動)해서 왕성한 성욕이 발동한다. 그 결과 비정상적인 성욕의 항진과 음경강직증상(성기의 강력한 발기)이 일어난다. 정상인보다 더욱 강렬한 성욕을 느끼는 것으로 대개 건강해져서 나타나는 현상으로 착각을 하기 쉽다.

그런 때에 잦은 성생활을 하면 당뇨에 치명적이다. 당뇨의 혈당이 더욱 오르게 되며 점점 정액이 고갈되어 마침내는 정액이 거의 배출되지 않는다. 심해지면 정액 속에 소량의 피가 섞여 나오거나 정액 대신 피가 나오기도 한다.

비정상적인 성욕이나 음경강직증상을 보이는 것은 위험한 몸의 신호이다. 그런데도 성욕을 절제하지 않으면 악순환이 더 심화된다. 그렇게 되면 성욕항진과는 반대로 서서히 발기부전의 상태에 빠진다. 심한 경우엔 임포의 절망적인 상태가 된다. 그 단계에서 가장 주의해야 할 점은 비아그라나 씨알리스 같은 발기자극제이다. 초기 발기부전의 상태일 때 대개 약물에 의존한다. 그런데 문제는 그 행위는 당뇨의 만성 합병증을 앞당길 수 있으며 발기불능으로 가는 길이기도 하다.

● 행복한 성생활로 자연치유력을 높여라.

성호르몬은 체내의 모든 호르몬의 바탕이다. 그래서 인슐린 호르몬 역시 성호르몬이 활성화되어야 분비가 왕성해진다. 인체는 종족 보존본능에 가장 충실하게 생리적 반응을 한다. 그렇기 때문에 행복한 성생활로 성호르몬이 왕성해져야 인슐린도 활성화된다. 따라서 행복한 성생활로 자연치유력을 높이는 것이 반드시 필요하다.

● 행복한 성생활로 자연치유력을 높이는 지침

❶ 천연약초를 비롯하여 정력 강장효과가 있는 식품을 적극적으로 섭취한다.

❷ 피곤할 때의 성생활을 절제하고 과다한 정액 방출은 삼가도록 한다.

❸ 성생활을 하기 전에 기혈순환이 될 정도의 운동을 하고 몸을 풀어주는 것이 좋다.

❹ 음주 후의 성생활은 최악으로 건강에 악영향을 끼치므로 절제를 해야 한다.

❺ 성관계시 다양한 체위를 통해서 심신을 안정시키고 기혈순환을 강화하는 것이 좋다.

❻ 반드시 사정을 하려고 하지 말고 사랑과 감사만 느끼는 접이불루를 훈련하라.

❼ 성관계 후에는 부부가 서로를 위해 후희를 반드시 하는 것이 심신의 안정감을 준다.

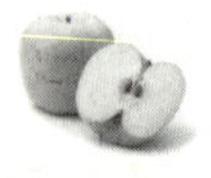

당뇨와 정력 강화의 관계

당뇨는 정력과 밀접한 관계가 있다.

초기 증상에는 일시적으로 성욕을 왕성하게 일으키며 중기 증상에는 호르몬생성이 약화되어 정액생성이 잘 안 된다. 그리고 말기 증상이 되면 발기부전이 되거나 발기불능이 된다.

그런데 문제는 초기 증상에 성욕이 왕성하게 일어날 때, 정력을 과도하게 사용하여 당뇨의 증상이 심해진다는 점이다.

예를 들면, 당뇨의 중기 증상으로 공복혈당이 300 가까이 오르내리는 P 씨가 그랬다.

그는 당뇨 초기에 무분별하게 성생활을 했다. 그러다가 혈당이 오르며 갑자기 성적 기능이 저하되자 어찌할 바를 몰라 했다. 더욱이 그 시기에 부부불화가 심해서 부인은 가출을 했다. 그러자 그는 모든 원인이 자신의 정력 저하 탓이라며 한탄했다. 괴로움 때문에 끊었던 담배를 다시 피우며 폭음을 했다. 그 때 필자가 조언을 했다.

"정력 때문에 가출한 것이 아닙니다. 당뇨로 정력저하가 심각해진 상태가 되면 자신도 모르게 화가 나고 자꾸 짜증을 내기 때문에 곁에 있는 사람이 못 견디는 겁니다."

그는 고개를 저으며 성생활문제 때문이라고 했다. 필자는 그에게 방법을 일러주었다.

"신장기능이 약한 체질이니, 오염이 안 된 강가에서 민물조개를 구해서 푹 끓여서 섭취하십시오. 술과 담배는 일체 끊고 그것을 섭취하면서 정력에 좋은 식품이라면 뭐든 섭취하시는 것이 좋습니다. 추어탕이나 민물장어, 붕어찜, 해삼, 개불 등을 열심히 찾아 드십시오."

"알겠습니다. 그렇게 해서 몸이 좋아진다면 열심히 하겠습니다."

그는 희망에 찬 눈빛으로 필자에게 말했다.

그리고 그는 강가에서 민물조개를 구해서 푹 끓여서 섭취하며 닥치는 대로 정력 식품을 찾아 먹었다. 그리고 얼마 후에 가출한 부인이 다시 돌아왔고 그는 혈당이 많이 떨어졌고 건강해졌다는 말을 전해왔다.

당뇨와 정력의 관계는 그렇게 밀접하게 연관되어 있다. 당뇨의 음허조열(陰虛燥熱)의 상태는 성에너지의 저하를 유발한다. 그뿐 아니다. 전체적인 호르몬의 분비를 약화시키는 원인이 된다. 그런 상태에서 자칫 성적 욕망을 다스리지 못하고 무분별하게 생활을 하다가는 금방 몸이 망가진다. 그럴 때, 정력 강화는 곧 바로 자연치유력을 높여준다. 대개의 정력식품은 호르몬 강화를 하는 성분이 있고 음기(陰氣)와 양기(陽氣)의 밸런스를 맞춰주는 작용을 한다.

다만, 정력 식품이라고 모든 종류가 당뇨의 음허조열증에 좋은 것은 아니다. 양기만을 강화하는 정력 식품은 오히려 음허(陰虛)의 상태를 악화시킬 수도 있다.

정력 식품도 체질에 따라 차이가 있다. 예를 들면, 카사노바는 굴요리, 나폴레옹은 달팽이요리, 모택동은 돼지껍데기요리, 김일성은 황제조, 등으로 정력을 강화했다고 한다.

그런 점에 비춰보면 당뇨체질에는 양기(陽氣)강화를 하는 것보다는 음기(陰氣)강화를 하는 것이 훨씬 효과적이다. 당뇨의 음허(陰虛)와 조열(燥熱)의 증상을 해소하는 대표적인 정력 식품은 다음과 같다. 대부분 해산물이나 민물의 어종이 가장 좋다.

굴, 소라, 개불, 해삼, 전복, 밴댕이, 붕어, 잉어, 장어, 가물치, 자라, 미꾸라지, 산마, 산삼, 산수유, 오가피, 숙지황, 더덕, 민물조개, 구기자, 오미자, 차전자, 토사자, 복분자, 검은깨, 메밀 등이다. 반면에 양기를 올려주는 인삼, 홍삼, 녹용 등은 기본적으로는 맞지 않으며 체질에 따라 맞는 경우도 있지만 신중하게 선택하는 것이 바람직하다.

제 4장

동, 서의학적
당뇨 치료와 비교

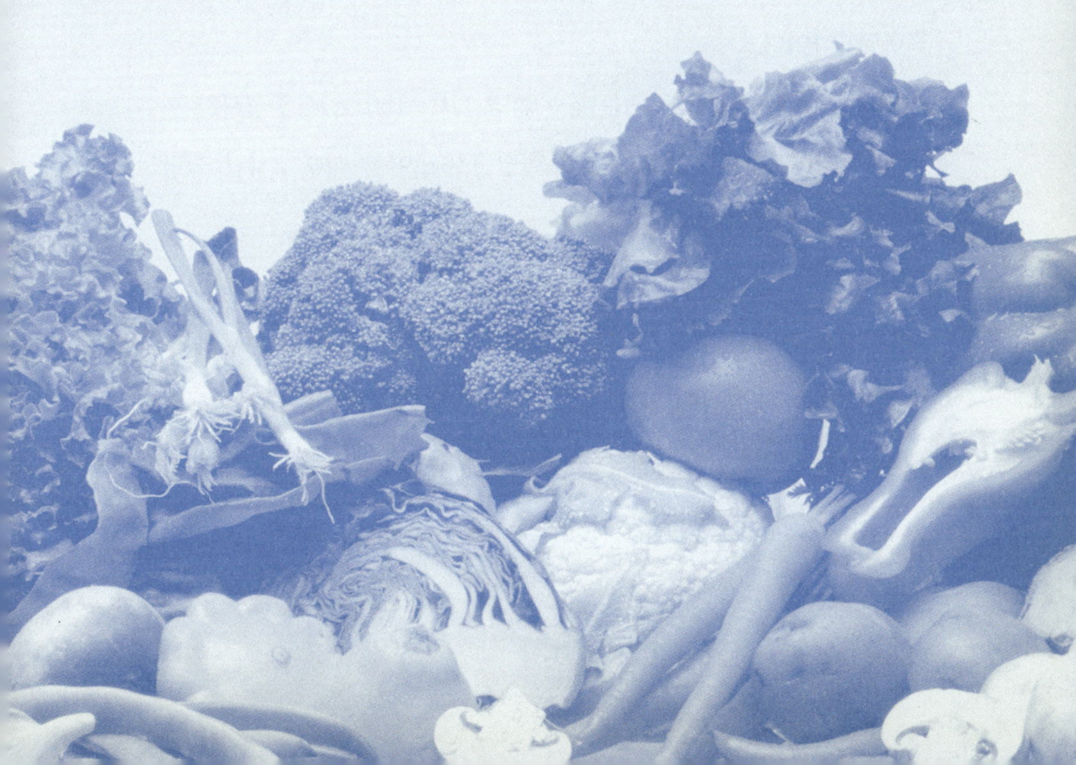

당뇨의 증세와 몸의 신호 해독법

혈당의 정상수치와 당뇨의 수치

혈당의 정상수치는 공복(식후4시간 이상) 110mg이하, 식사 후2시간 140mg이하이다.

내당능장애(당뇨병 전 단계)는 공복혈당 110~130mg, 식후 2시간 혈당 140~200mg이다. 당뇨는 공복혈당 130mg이상 식후 2시간 혈당 200mg이상이 되면 병적 수치이다.

3개월간의 혈당 평균치인 당화혈색소 수치는 당뇨병의 유무와 당뇨 환자의 경우 혈당이 잘 관리되고 있는지를 가늠한다. 당화혈색소(HbA1c)는 6.5이상, 평균혈당은 공복혈당이 140mg이상, 식후 2시간 혈당이 200㎎이상이면 혈당관리가 되지 않고 있는 상태다.

당뇨의 혈당관리 수치는 공복에 80~120㎎, 식후2시간 180㎎이하의 혈당 범위에 오도록 해야 한다. 단 저녁 식사 전의 공복혈당이 100㎎이하이나 아침 식사 전 공복에 오히려100~120㎎의 혈당이 나오는 것은 새벽현상(Dawn Phenomenon)으로 간주한다. 그것은 이른 새벽에 에너지를 얻기 위하여 간에 비축되어 있는 포도당을 방출하는 현상일 뿐이다. 당뇨의 정확한 개념은 소변에서 당이 나오는 증세를 뜻한다.

당뇨는 내당능장애를 거쳐 혈당의 농도가 180㎎이상이 되면 소변으로 당이 나온다. 드물게 혈당이 정상인데도 뇨당이 높은 경우는 신장의 문제로 발생하는 신성당뇨이다. 그래서 최근에는 소변으로 당을 검사하는 법은 별로 없다. 그것보다는 혈당을 중요 지표로 삼는다. 혈당은 간편하게 측정할 수 있고 과학적이기 때문이다.

당뇨의 진행과 증상에 따른 몸의 신호해독법

당뇨의 증상은 다양하게 나타난다. 그렇기 때문에 증세에 따라서 몸의 신호를 해독할 수 있다. 특정한 증세가 몸에서 어떤 신호로 나타나는지를 해독할 수 있다면, 그에 따른 자연치유를 빠르게 할 수 있다. 그러한 점에서 당뇨의 진행단계를 한의학적 분류로 이해하면 증상과 몸의 신호 해독법에 도움이 된다. 한의학에서는 당뇨를 소갈증으로 분류하여 음허(陰虛)와 조열(燥熱)의 기본적인 병리로 구분하는데, 양의학적 당뇨 증세와 다를 바가 없다.

따라서 당뇨의 진행에 대한 부분은 체질의학의 원리로 1, 2, 3, 4기로 나눴다.

사상체질의 원전 "동의수세보원"에 보면 당뇨의 진행이 상, 중, 하, 강중으로 구분하는 것을 현대적으로 숫자로 표시했음을 알려둔다.

● 당뇨 제1기(상소)

혈당은 공복혈당 130㎎~200㎎까지이며 식후 2시간 혈당 200㎎~300㎎이 나타난다.

폐나 심장이 약화된 경우이다. 체액이 부족해지고 조열증이 심해진다.

주요증상은 다음, 다식, 다뇨로 많이 마시고 먹고 소변을 보는 증세가 나타난다. 물을 많이 마시는 증상이고 혀가 빨갛게 갈라지며 소변을 자주 보는데 비해 양은 적으며 색은 맑다. 갈증, 빈뇨, 손발이 저림, 소변의 거품이 오래존재, 등이 나타난다.

몸의 신호는 심폐와 뇌로 열이 몰리는 상기조열증이 심한 것을 나타낸다. 체액이 마르고 심한 스트레스와 긴장으로 교감신경이 극도로 항진되어 있다는 신호로 해독한다.

내당능장애에서 당뇨로 진입하는 초기이기 때문에 심하지 않는 경우에는 보리 + 칡 + 맥문동을 각 12g씩 끓여서 장기간 섭취해도 효과가 있다.

● 당뇨 제2기 당뇨(중소)

혈당은 공복혈당 200mg~300mg까지이며 식후 2시간 혈당 300mg~400mg이 나타난다.

비장과 췌장, 위장의 기능이 저하된 경우이다. 에너지와 체액이 부족하고 어혈이 많아서 기혈순환이 불순해진다.

주요증상은 피로, 무기력, 체중감소가 일어난다. 배가 고파서 음식을 많이 먹어도 살이 빠진다. 갈증은 있지만 상소보다 덜하며 소변색은 붉고 누렇다. 식욕과다, 체중 감소, 시력저하, 상처가 잘 아물지 않고 피부 가려움, 이러한 증세는 에너지흡수가 잘 되지 않고 인슐린부족과 저항성이 동시에 나타난다.

몸의 신호는 비위의 기능이 저하되어 에너지가 부족한 것을 알려준다. 상처가 잘 아물지 않는 이유는 교감신경의 항진으로 림프구의 활동이 저하되어 항균능력이 떨어지기 때문이다. 피부가 가려운 것은 체액이 부족하여 건조해져서 나타나는 증상이다. 피부가 많이 건조하면 보리 + 천화분 + 오미자를 각각 15g씩 끓여 차로 마시면 효과가 있다.

● 당뇨 제3기(하소)

혈당은 공복혈당 300mg~400mg까지이며 식후 2시간 혈당 400mg

~500㎎이 나타난다.

　신장의 기능이 저하된 경우이다. 에너지가 부족하고 혈액이 탁해져서 독성체액이 많고 어혈이 많아서 기혈순환이 잘 안 된다.

　주요증세는 물을 마시는 즉시 소변을 많이 보며 소변이 탁하고 거품이 뜨고 냄새가 심하게 난다. 다리는 가늘어지고 뼈와 관절이 시리고 아프며 얼굴색은 검어지고 귀가 타고 마른다.

　몸의 신호는 신장의 기능이 저하되어 혈액이 탁하고 혈관이 심하게 약화되어 있다는 것을 알려준다. 동맥경화, 발기부전, 사타구니나 질 주위 같은 성기주변의 가려움과 무좀 습진 등으로 각종 합병증이 시작된다. 신부전증, 망막질환으로 인한 출혈, 시력장애, 고혈압, 케톤산혈증 등이 유발된다. 소변의 거품이나 냄새가 심하게 날 때는 보리 + 산딸기(복분자) + 구기자를 차로 만들어 마시면 효과가 있다.

● 당뇨 제4기(강중)

　혈당은 공복혈당 400㎎이상이며 식후 2시간 혈당 500㎎이상이 나타난다.

　뇌와 내장기능의 문제가 심각한 경우다. 혈액이 산성화되어 매우 탁하며 혈관이 약하며 세포부전의 상태가 된다.

　주요증세로는 합병증이 이미 나타난 상태로 혈관이 약하고 세포부전으로 뇌출혈, 심장병, 각종 암 등이 진행 중인 상태이다. 남성은 발기불능에 빠지며 여성은 불감증이 된다.

　몸의 신호는 생명이 위험한 상태로 당뇨 합병증으로 인해 몸의 여기저기에 위험성을 알려준다. 실명, 말초순환장애로 손발이 썩음, 중풍, 암 등이 나타난다. 실제 당뇨가 만성화되면 암 발생 확률은 정상인에 비해 8배 심근경색 질환이 발생할 확률은 4배이다. 당뇨 제4기는 이러한 발생확률이 최고로 높은 상태에 있다.

　이상의 당뇨는 제 2형 당뇨가 중심이지만 제 1형 당뇨에도 적용이 된다.

　당뇨의 한의학적인 분류인 소갈증은 해부학적 분류와도 일치하여 몸의 신호해독을 하기에 용이하다. 그러나 당뇨의 증세가 상소와 중소, 하소와 혼재되어 나타나는 경우도 있다. 그래서 상, 중, 하소를 구분할 때, 증세와 혈당수치, 몸의 신호를 종합하여 판단하는 것이 정확하다. 따라서 당뇨의 증상과 몸신호법을 잘 해독하기만 하면, 당뇨의 자연치유효과를 최대한 높일 수가 있다.

2.

제 1형 당뇨(소아 당뇨)와 제 2형 당뇨의 증상과 문제점

제 1형 당뇨와 제 2형 당뇨는
공통적으로 췌장의 기능저하가 주원인이다.

제 1형 당뇨는 자가면역질환으로 인슐린 의존형이다.

그리고 제 2형 당뇨는 대사기능 저하로 인한 인슐린 비의존성이다. 공통적으로 혈당이나 혈색소, 합병증의 위험이 있지만, 제 1형 당뇨가 급성이라고 한다면, 제 2형 당뇨는 만성화되며 증세의 진행이 느리다. 그래서 제 1형 당뇨는 제 2형 당뇨에 비해 상대적으로 위험성이 높으며 미리 예방하거나 철저한 관리가 필요하다. 그러나 제 1형이나 제 2형의 당뇨는 공통적으로 췌장의 기능저하로 나타나기 때문에 근본적인 원인과 해결방법은 동일하다.

제 1형 당뇨와 제 2형 당뇨, 혼합형 당뇨의 원인과 증상

● 제 1형 당뇨(소아 당뇨)

급성췌장기능 저하로 인슐린 의존형 당뇨 혹은 소아 당뇨라고 불린다.

주로 30대 이전에 발병하고, 소아에서 주로 발병하는데 증상이 비교적 심각하고 급격히 나타난다. 인슐린 분비가 되지 않으며 인슐린 치료가 반드시 필요한 증세이다. 화학물질, 약제, 바이러스 등 환경적 인자에 노출되어 췌장의 베타세포가 파괴 되면서 발병한다. 그래서 제 1형 당뇨는 자가면역질환으로 분류한다. 외부로부터의 감염과 싸워야 할 면역체계가 췌장에서 인슐린을 분비하는 베타세포를 공격하여 파괴시켜 인슐린이 전혀 분비되지 않거나 분비가 저하되는 증세를 뜻한다. 제 1형 당뇨는 매일 인슐린 주사가 필요하다. 전체 당뇨의 10%미만으로 주로 어린이와 청장년에서 발생하지만, 모든 연령에서 발생할 수는 있다. 제 1형 당뇨의 증상은 일반적으로 빨리 나타난다. 갈증, 배뇨량 증가, 계속되는 허기, 체중감소, 시력 감퇴, 극도의 피로감 등이 있다. 인슐린으로 치료하지 않으면 생명을 위협하는 혼수에 빠질 수 있다.

● 제 2형 당뇨

만성 췌장기능의 저하로 인슐린 비의존형(성인형)당뇨이다.

보통 40세 이후에 성인에서 발생한다. 증상이 가벼우며 서서히 진행된다. 가장 흔한 유형의 당뇨병으로 인슐린 비의존성 당뇨병이라고도 하며 전체 당뇨병의 90% 이상을 차지한다. 제 2형 당뇨병은 주로 40세 이후에 나타나며 대개 비만인 체질에게서 잘 나타난다. 제 2형 당뇨는 췌장이 인슐린을 분비하지만 체내에서 인슐린을 효과적으로 수용하지 못해 혈당이 높아진다. 증상은 서서히 나타나고 제1형 당뇨병의 증상만큼 뚜렷하지 않다. 증상으로는 피로, 잦은 배뇨, 갈증, 체중감소, 시력 감퇴, 잦은 감염, 상처가 잘 아물지 않는 것 등이 있다. 제 2형 당뇨는 인슐린 저항성이 나타나기 때문에 세포의 인슐린 저항성을 활성화하도록 하는 것이 효과적이다.

● 혼합형 당뇨

제 2형 당뇨가 만성화되면서 제 1형 당뇨와 혼합된 상태로 나타난다.

인슐린 분비가 현저히 저하되며 동시에 인슐린수용체가 이상이 생긴 상태를 혼합형 당뇨라고 한다. 이렇게 혼합형 당뇨가 되면 제 1형 당뇨의 치료방법과 제 2형 당뇨의 치료방법을 병행하는 것이 바람직하다.

제 1형 당뇨와 제 2형 당뇨의 문제점을 찾아라.

● 제 1형 당뇨(소아당뇨)의 문제점

제 1형 당뇨는 췌장의 인슐린 분비기능이 '소멸' 된 증세를 나타낸다.

췌장의 기능상실이 된 상태를 의미한다. '자가면역기능문제' 등으로 인슐린 분비가 0에 가깝게 된다는 뜻이다. 그렇게 되면 1형 당뇨는 식습관 개선과 운동으로 치료가 되지 않는다. 그래서 현재까지 완벽한 치료방법이 개발되지 않고 있다. 다만 인슐린을 분비하는 세포를 이식하는 정도로 몇 개월간 분비기능을 회복하는 정도의 실험만 이루어지고 있는 실정이다. 그렇기 때문에 제 1형 당뇨가 심한 경우에는 하루에도 몇 번씩 식후에 인슐린을 직접 외부에서 주입해야만 하는 경우가 있다. 또한 제 1형 당뇨는 급격히 혈당이 오르기 때문에 철저한 관리가 필요하고, 자칫 관리가 소홀하면 합병증으로 생명을 잃을 위험성이 있다. 심한 경우 매일 수차례 인슐린을 주사하지 않으면 '생명유지' 까지 위협받는다.

1형 당뇨는 기전이 췌장의 기능상실이다. 하지만 급성으로 인한 1형 당뇨는 식습관을 바꾸고 자연치유력을 높이면 빨리 정상화된다. 단, 만성1형당뇨는 꾸준한 건강경영이 필요하다.

● 제 2형 당뇨의 문제점

제 2형 당뇨의 문제는 초기의 증세가 잘 드러나지 않는다는 점에 있다.

제 1형 당뇨에 비해 비교적 만성적으로 나타나기 때문에 자신이 당뇨병에 걸린 줄도 모른 채 살아가는 사람이 많다는 것이 문제이다. 특히 제 2형 당뇨의 경우에는 자신이 당뇨증세가 있다는 사실을 알면서도 병원 치료를 받는 사람들이 50%도 채 안 된다는 것이 문제를 확대시킨다. 실제 수치로 드러난 당뇨 증세를 겪는 사람들의 수는 잠재된 사람들에 비해 빙산의 일각에 불과할 정도로 작다. 그렇기 때문에 제 2형 당뇨를 방치하여 만성화시킨 경과 다리를 절단하거나 시력상실, 뇌출혈, 심장병 등의 치명적인 당뇨합병증으로 사망하는 사람들이 많다. 이는 당뇨에 관한 현대의학적 공론, 즉 당료는 평생 관리해야 할 불치, 난치병이라는 인식이 주는 두려움이 심하게 깔려 있는 원인도 있다.

현대의학에서는 이런 말이 있다.

"당뇨에는 명의도 명약도 없다는데……." 그 말은 당뇨 증세를 겪고 있는 사람들에게 희망을 뺏고 절망을 안겨주는 극단적 한계상황을 던져준다. 그렇기 때문에 당뇨를 불치병이나 난치병으로 알고 아예 방치하는 사람들이 생긴다. 제 2형 당뇨의 가장 큰 문제는 결국 적극적인 자연치유법을 찾지 않고 방치하거나 관리를 소홀히 하는 점이 많다.

이와 같이 제 1형 당뇨와 제 2형 당뇨는 췌장의 문제이다. 하지만 증세나 합병증의 위험은 동일하게 높다. 그렇기 때문에 일단 당뇨

증세를 확인하면 그 때부터 제대로 증세와 문제점을 파악하고 적극적으로 자연치유를 하는 것이 바람직하다. 제 1형 당뇨의 자가면역질환이나 제 2형 당뇨의 인슐린 저항성 또 혼합형 당뇨의 경우에도 제대로 자연치유법을 알면 건강을 회복할 수 있다. 정확한 원인을 알고 자연치유를 통해 건강을 회복할 수 있는 것이다.

3.

임신성 당뇨의 관리와 자연치유법

여성의 임신은 체내의 많은 변화를 수반한다.

새로운 생명체를 잉태시키고 키우기 위해서 체내의 급격한 생리적 변화가 일어난다.

그 과정에서 췌장의 기능이 약한 체질은 임신성 혈당치가 높아지는 현상이 있다. 그것을 임신성 당뇨라고 하는데, 생리적 변화로 호르몬의 작용에 이상이 생기면서 요당이나 단백뇨가 나타난다. 그 원인은 임신 중 태반 호르몬의 분비로 인해 체내의 인슐린 저항성이 증가되기 때문에 나타나는 것으로 알려졌다. 우리나라 임산부의 약 3%가 임신성 당뇨를 겪는다.

임신성 당뇨는 임신 중에 시작되거나 처음 발견된 모든 당뇨 증세를 말한다.

　일반 당뇨와 유사한 점이 많지만 중요한 몇 가지의 차이도 있다. 임신성 당뇨는 임신 자체에 의하여 발생한 것으로 분만 후 대부분 정상혈당으로 돌아오기 때문이다. 그러나 임신성 당뇨를 겪은 산모의 50%는 20년 이내에 일반 당뇨 증세가 나타난다고 알려져 있어 지속적인 검사와 관리가 반드시 필요하다.

　임신성 당뇨는 25세가 지난 여성들 중에서 임신 중에 발병한다. 가장 위험요소가 높은 조건은 과체중이다. 그래서 임산부의 과체중이 늘어나는 만큼 임신성 당뇨가 증가하고 있다.

　임신성 당뇨는 보통 임신중독증과 관련되기 쉽다. 이는 임신 20주 이후에 높은 혈압과 과도한 단백뇨를 특징으로 하는 위험한 상태가 나타난다. 당뇨로 인한 임신중독증은 치료하지 않으면 태아와 산모에게 치명적인 위협이 될 수 있다. 태아와 산모는 모두 2형 당뇨의 발생위험이 높아질 위험이 있다. 임신성 당뇨는 대개 출산 후에 정상화되지만, 출산 후 수유와 관리에 철저해야 한다. 적정체중이 되면 임신성 당뇨의 확률은 낮지만 위험성이 높은 경우는 임신 전 관리를 한 후에 잉태를 하는 것이 바람직하다.

임신성 당뇨의 고 위험군

❶ 26세 이상의 임신부

❷ 거대아 분만을 한 경험이 있는 임신부

❸ 당뇨 혹은 임신성 당뇨의 가족력이 있는 임신부

❹ 거대아, 기형아 및 사산아를 출산한 경험이 있는 경우

❺ 이전 임신 때 임신성 당뇨가 있었던 임신부

❻ 산모가 비만이나 고혈압, 요당이 있는 경우

이상의 조건이 있다면 임신 전 체질개선을 하고 임신 후에 당뇨 검사를 받는 것이 좋다.

만약 산모가 당뇨 증세가 있는 경우엔 정상인에 비해 기형아를 출산할 확률이 6% 정도 높다. 단, 임신성 당뇨는 선천성 기형아의 출산 확률과는 관계가 없는 것으로 알려져 있다.

그러나 임신성 당뇨를 겪고 나면 대부분 분만 후엔 정상화된다. 하지만 출산 후에 30~40% 가량이 5~10년이 지난 후에 당뇨가 발생할 위험성이 있다. 그렇기 때문에 임신성 당뇨를 겪었다면 출산 후에 각별한 관리가 필요하다.

임신성 당뇨의 증세

일반 당뇨와 동일하게 혈중 혈당의 수치가 올라 고혈당이 나타난다.

증상으로는 물을 많이 마시고 소변이 많아지며 체중이 비정상적

으로 감소할 수 있다. 드문 증상이긴 하지만 심한 경우 망막이 손상되어 잘 보이지 않거나 신장이 손상될 수 있다.

하지만 이런 경우를 제외하고는 특별한 증상이 없다. 특별한 증상이 없다면 크게 걱정할 필요가 없으며 정상적으로 산부인과에 다니면서 산전검사 시 혈당검사와 소변검사를 통해 발견할 수 있다.

임신성 당뇨의 건강경영

임신성 당뇨를 진단받으면 태아를 보호하기 위한 특별한 건강경영이 필요하다.

식이요법과 운동을 통해 혈당을 조절한다. 운동은 적당하게 하는 것이 좋다. 무리하면 하면 태아에게 공급되는 혈액의 양, 특히 뇌에 공급되는 혈액에 큰 영향을 주기 때문이다. 주의를 요해야 할 사항이다. 보통 7~8개월까지는 30분 이상의 운동을 숨이 찰 정도로 하지 않는다면 무리가 없다. 그러나 막달로 갈수록 태아의 성장이 빨라지기 때문에 조금씩 자주 움직이는 것이 좋다. 혈당을 내린다고 무리하게 운동하면 그 자체가 무리가 되어 혈당을 올리는 역효과가 나타나가 쉽다. 적당한 운동은 하루에 3회 정도 식후에 30~40분 정도 걷는 것이 식후의 혈당을 억제해주는데 도움이 된다.

그러나 운동과 식이요법으로 혈당이 조절되지 않으면 인슐린으로 혈당을 조절해야 하기 때문에 운동과 식이요법을 하는 것이 바람직하다. 임신성 당뇨가 있다면 병원에 더 자주 다녀야 하며 일반 임신부와는 달리 추가 검사를 더 할 수 있으므로 의사의 지시를 따르는 것이 중요하다. 임신성 당뇨는 평상시 혈당은 공복 시 95mg/㎗ 미만, 식후 1시간 이후에는 140mg/㎗ 미만으로 조절해야 한다.

임신성 당뇨는 태아에게 영향이 있기 때문에 식사를 하는데 각별한 주의를 요한다.

배가 고프다고 과식을 하거나 혈당을 내린다는 생각에 지나치게 제한을 하는 것은 좋지 않다. 음식 섭취 시 2인분의 양을 먹는다고 생각하여 많이 먹지 말고 평소에 먹었던 양의 20% 정도 더 먹는 것이 좋다.

이 20%를 어떻게 증가시키는가의 방법은 기름진 음식은 낮에 먹거나 제한하는 것이 좋고 채소와 콩을 즐겨먹는 것이 좋다. 콩을 비롯한 식물성단백질은 태아에게 도움이 되고 섬유질은 급격한 혈당 상승을 억제해준다. 간식은 저혈당을 방지하면서 식사 시 과식을 하지 않도록 도와주기 때문에 하루에 3회 정도로 조금씩 자주 섭취하는 것이 좋다.

식이요법은 칼로리가 높고 지방이 많이 함유된 식품을 피하고 식사는 되도록 조금씩 자주 하고 설탕이 포함된 음식은 삼가는 것이 좋다.

임신성 당뇨의 산후관리

임신성 당뇨가 있었던 임신부는 산후에도 꾸준하게 당 검사를 해야 한다.

특히 임신성 당뇨로 인해 인슐린 치료를 받은 경우는 산후에 일반 당뇨가 될 위험성이 매우 높다. 대부분은 산후 6~8주 혹은 수유 중단 후에 당 검사를 시행하는데, 이를 통해 당뇨검사를 하며 이 검사에서 정상이라고 해도 매년 공복 시 당의 수치를 측정하는 것이 바람직하다. 특히 비만인 경우 체중을 줄이면 당뇨의 위험을 상당히 줄일 수 있다. 체중관리와 식이요법, 통합적 요법을 꾸준히 병행하는 것이 좋다.

4.

당뇨로 인한 저혈당의 문제와 자연치유법

저혈당은 췌장의 혈당 자동조절시스템의 장애로 나타난다.

정상인의 혈당은 70mg/dℓ에서 140mg/dℓ 사이로 엄격하게 항상성을 유지한다.

항상성은 생리적 활동이 일정하게 유지하게 하는데, 에어컨이나 보일러처럼 원하는 온도를 맞춰놓으면 온도감지기로 일정 온도를 유지하는 것과 같다. 췌장도 이와 마찬가지로 혈당을 수시로 감지하며 혈당이 올라가면 인슐린을 분비하고 혈당이 너무 낮아지면 인슐린 공급을 중단한다. 혈당이 일정하게 유지하도록 자동조절시스템이 작동한다.

그런데 당뇨증세가 있으면 췌장은 혈당의 자동조절시스템의 장애가 나타난다. 당뇨는 췌장의 혈당 자동조절시스템이 제대로 작동하지 않아 외부에서 수동으로 인슐린을 주입하여 혈당을 조절해주어야 한다. 그것은 인슐린 양이 너무 적게 되면 혈당이 올라가게 되고 인슐린 양이 많으면 혈당이 떨어지는 상태가 된다. 저혈당은 췌장의 혈당 자동조절시스템의 장애로 인해 혈당이 70mg/㎗ 이하로 떨어져서 몸이 불편을 겪게 되는 증상을 뜻한다. 이러한 저혈당은 고혈당보다 훨씬 더 위험하다. 고혈당은 오랫동안 지속되어야 증상이 나타나지만, 저혈당이 되면 극히 짧은 시간 안에 뇌기능이 마비되고 혼수상태에 빠질 수 있다. 이를 저혈당쇼크 혹은 저혈당성 혼수라고 한다.

● **저혈당의 원인을 알면 미리 예방할 수 있다.**

혈당은 크게 보면 인슐린의 양, 운동량 및 식사량의 세 가지 요인에 가장 많다.

그 밖의 요인도 많은 영향을 끼친다. 그래서 그 요인을 미리 알아야 예방할 수 있다.

❶ 혈당치에 비해 인슐린이나 혈당강하제의 양이 많을 때이다. 인슐린주사나 혈당강하제의 과잉 투입이 되면 저혈당이 온다. 또 같은 양의 인슐린을 투여하더라도 인슐린의 종류와 작용시간에 따라 특정시간에 저혈당이 올 수 있다.

❷ 칼로리 소모에 비해 식사량이 부족할 때이다. 평소와 같이 인

슐린을 맞으면서 특별한 이유 없이 식사를 적게 하거나, 시간이 늦어지거나 또는 식사를 걸러버리면 저혈당이 온다.

❸ 인슐린 주사와 혈당강하제를 복용하고도 식사를 못하거나 건너 뛸 때이다. 소화기질환 즉 구토나 복통 등의 증상으로 식사를 못하게 되는 경우나 식사를 못하고 건너 뛰었는데도 평상시처럼 인슐린을 맞으면 저혈당이 올 수 있다.

❹ 운동을 갑자기 무리가 되도록 심하게 할 때이다. 운동을 많이 하게 되면 인슐린흡수가 더 좋아지며 포도당의 소모가 높아져서 혈당이 점점 떨어지게 된다. 평소보다 인슐린이 더 빨리 흡수되어 저혈당이 되기 쉽다.

❺ 저혈당을 유발하거나 악화시키는 약물을 복용할 때이다. 과다한 음주도 저혈당을 일으킬 수 있다. 또 일부 고혈압 약물(교감신경차단제 계통), 부정맥약물(퀴니딘), 항생제(설파제), 진통해열제(아세크아미노펜) 등의 약물은 주의를 해야 한다.

❻ 신장기능이 약화되거나 호르몬계통의 질환이 생긴 때이다. 신장기능이 약화되면 같은 양의 인슐린을 맞더라도 인슐린의 작용시간이 길어지면서 저혈당이 올 수 있다. 또 부신피질 호르몬결핍증이나 뇌하수체호르몬결핍, 혹은 갑상선기능 저하증이 되면 저혈당이 오기 쉽다.

● **저혈당이 되면 체내의 경계경보가 발동된다.**

혈당이 70mg/dl 이하로 떨어지면 체내에서 경계경보가 발동된다. 그렇게 되면 아드레날린 호르몬을 분비한다. 아드레날린은 저혈당뿐만 아니라 몸이 위기상황이나 스트레스를 받으면 경계경보도 발동하고 상황에 대처할 수 있게 준비한다. 저혈당도 위기상황이기 때문에 아드레날린이 대량 살포된다. 그러면 몸과 마음은 위기상황의 증상들을 똑같이 느낀다.

● 저혈당으로 인한 심신의 증상

❶ 식은땀이 나며 심장박동이 빨라지며 몸이 떨리고 긴장되며 불안해지고 허기가 진다.

❷ 속이 울렁거리거나 구토, 두통, 어지럼증이 생기며 정신이 혼미해지고 졸린다.

❸ 말과 행동이 느려지며 판단력이 희미해지고 비정상적이 행동을 한다.

❹ 혈당이 40mg/dl 근처가 되면 정신적으로 혼돈을 보이기도 하고 의식이 흐려지기도 한다.

❺ 시력이 떨어지거나 말이 어둔해지며 어떤 경우에는 잠시 한쪽 팔다리의 마비가 온다.

❻ 전신적인 경련을 일으키며 안색이 창백해지고 정신적으로 좀 이상해지는 느낌을 준다.

❼ 혈당이 30mg/dl 정도가 되면 의식을 완전히 잃고 혼수에 빠진다.

저혈당은 체질에 따른 증상별 혈당치에는 약간의 차이가 있을 수 있다. 그러나 위험한 저혈당은 당뇨성 자율신경병증이 있는 경우이다. 그렇게 되면 저혈당에 빠져도 아드레날린을 제대로 분비할 수가 없게 된다. 그 결과 아드레날린에 의한 저혈당 경고신호가 없기 때문에 가벼운 저혈당을 감지 못하다가 심한 저혈당으로 진행하면 갑자기 의식을 잃는다. 이런 상태를 '저혈당 무감지증'이라고 한다. 이런 증상을 지니면 초기의 저혈당에 대처하지 못하고 심한 저혈당이 반복되면서 중대한 뇌손상을 입거나 심지어는 사망할 수 있는 위험도 있다.

저혈당을 극복하는 식이요법과 자연치유법

저혈당이 70mg/dℓ 이하이면 탄수화물이 15g정도 함유된 음식을 섭취해야 한다.

저혈당시 적합한 음식은 음료수(사이다, 콜라) 1/2잔, 우유 1잔 주스(가당) 1/2잔, 요구르트 1병, 설탕 1큰 술, 과일 1개, 사탕 3~4개, 초콜릿 3쪽, 꿀 1큰 술이다.

한 가지 주의사항은 섭취한 포도당이 체내에서 사용되려면 15~20분이 걸린다.

그런데 15~20분이 지나도 회복이 되지 않으면 같은 양의 음식을 다시 섭취해야 한다. 그렇게 해도 반응이 없고 여전히 혈당이 70mg/

㎗ 이하이면 다시 한 번 동일한 양의 음식을 섭취하는 것이 좋다. 이런 저런 방법을 취해도 15~20분 안에 호전되지 않으면 곧바로 저혈당의 자연치유법을 실행하는 것이 바람직하다.

저혈당의 자연치유법은 포도당과 더불어 비타민, 미네랄, 효소의 통합적요법을 실행한다.

평소에 비타민과 미네랄, 효소의 영양소를 섭취한 사람은 저혈당이 오지 않는다.

그러나 평소에 비타민과 미네랄, 효소의 영양소를 섭취하지 않는 사람은 회복이 잘 되지 않는 경우가 많다. 그 이유는 저혈당의 원인을 인슐린의 문제로만 보고 췌장의 기능강화라는 인식을 하지 않았기 때문이다. 췌장의 기능강화를 중심으로 하면 저혈당에 포도당과 더불어 비타민, 미네랄, 효소를 함께 섭취하는 것이 당연하며 훨씬 효과가 좋다. 즉 인슐린 중심의 관점에서 벗어나서 췌장의 기능을 회복하는 원리를 적용하면 회복력이 훨씬 빨라질 수 있는 것이다.

서양의학적 당뇨 치료의 장점과 한계

서양의학은 과연 과학적 종교인가? 과학적 미신인가?

근대 서양의학의 발전은 가히 놀라운 업적을 세웠다.

인간수명은 대폭으로 연장되고 전염병이나 질병의 공포로부터 해방되었다. 그러한 성과는 서양의학을 과학적 종교로까지 끌어올리는 견인차 역할을 했다. 서양의학 이외의 의학은 경시할 정도로 강한 영향력을 행사했다. 실제 서양의학은 과학적 분야에서 탁월한 연구결과를 발표하고 있다. 화학적인 구조에 대한 분석연구, 유전자, 단백질의 분자구조, 줄기세포 등 인체의 미세한 구조분야에서 눈부신 성과를 이루고 있다. 그렇기 때문에 서양의학을 마치 종교처럼 맹신하는 사람도 있고 일반적으로 깊은 신뢰를 받고 있다.

그러나 서양의학은 생활습관병의 연구와 치료를 하면서부터 많은 문제점을 드러내고 있다.

오늘날 현대인들의 질병의 대부분을 차지하는 만성 퇴행성 질환들에 대해서 명확한 기전이나 치료의 효과를 거두지 못하기 때문이다. 특히 당뇨에 관한 한 치료의학이라기 보다는 관리의학 쪽으로 기울어져 있다. 국내 최고의 의료기관에서 출간한 책에서도 "당뇨병에는 명의도 명약도 없다는데……."라는 카피를 사용하며 당뇨의 치료가 아닌 "당뇨병이 진행되지 않도록 가이드 해 준다"고 쓰여 있다. 즉 당뇨를 예방하거나 관리하는 가이드만을 제시한다.

그럼에도 서양의학은 과학적 종교처럼 맹신되고 있다. 그 많은 한계와 화학적 부작용을 지니면서도 무소불위의 권위를 자랑한다. 그러한 점은 때때로 과학적 미신과 같은 속성을 나타내기도 한다. 항암제나 방사선치료, 각종 약물의 부작용을 보면, 그러하다. 약물의 화학치료를 받은 사람이 치료를 받지 않는 사람보다 더 위험성이 높은 경우가 그러하지 않은가.

예를 들면 당뇨나 고혈압을 불치라고 하지만, 만약 완치가 된다면 그것은 과학적 미신이 될 수밖에 없는 것이다.

왜 근본치료가 아니라 임시치료 혹은 관리로 가고 있을까?

서양의학의 대증요법의 한계는 혈당조절을 위한 임시조치다.

대증요법(對症療法)은 병으로부터 발생하는 통증을 완화시키고 눈에 보이는 증상만을 치료한다. 병의 근본원인을 제거하지 않고 증상만을 치료하기 때문에 오히려 만성화시키는 경우가 많다. 그래서 대증요법을 위한 분석적인 연구는 질병치료를 장기 단위로 나누어 국부적 치료를 하는 전문의를 배출시키지만, 그 역시 한계가 있다. 각 분야의 전문의는 질병을 몸 전체와 연관시켜 바라보는 시각이 결여되어 눈앞에 드러나는 증상만을 치료하려고 하기 때문이다. 그런데, 오늘날 대부분의 환자는 급성이 아닌 만성질환에 시달리고 있다. 만성질환은 다양한 요인이 복합적으로 작용하여 전체적 장기들의 시스템과 연관된 질병이기 때문에 국부적 전문의들이 취급하기엔 부적합할 수 있다. 그러다보니, 만성질환의 치료에 있어 증상의 완화와 관리는 오히려 병을 악화시키는 악순환이 나타난다.

현대인의 대표적인 만성질환인 당뇨에서도 대증요법의 한계는 마찬가지이다.

1921년 벤틴과 베스트가 인슐린을 추출하기 전엔 당뇨의 고혈당으로 인한 위험성은 매우 높았다. 당시 잠시 동안 인슐린추출로 당뇨가 치료될 것이라는 환상을 품었지만, 그렇지는 않았다. 단 인슐린 발견으로 인해 급성 합병증으로 사망하는 이들이 줄고 고혈당의 위험도를 상당부분 낮췄다. 그러나 근본적인 치료는 이뤄지지 않았고 만성 합병증의 또 다른 문제에 직면했다. 당뇨성 신증, 망막증, 신경병증 등 만성 합병증은 한번 발생하면 그 이전상태로 되돌리기

가 어렵다. 몹시 고통스러우며 위험하다. 그래서 현대 서양의학에서
는 만성 합병증의 발생을 예방하는 것을 중요시한다. 또 치료 대신
관리 혹은 조절이란 용어를 즐겨 사용한다.

또한 당뇨 관리방법으로는 획일적으로 주사나 약물요법을 하며
식이요법과 운동요법을 제시한다. 그런데 문제는 당뇨에 약을 투여
해도 근본적인 치료가 되지 않을 뿐 아니라, 여전히 만성 합병증의
위험이 있고 심각한 부작용이 따른다는 사실이다.

당뇨관리의 약물요법에도 부작용이 있다.

❶ 췌장의 인슐린을 증진토록 하고 말초조직에서 인슐린에 대한
감수성을 높이는 약을 사용한다. 약의 종류는 다이아 비네즈,
다이그린, 글리코, 디오닐, 유글리콘, 글리슈린, 다이그린, 디
베린, 아반디아 등 많은 종류의 약이 있다.

❊ 부작용은 모두 설폰요소제가 지니는 공통적인 작용으로 심혈관계
질병의 발병률과 사망률을 증가시키는 경향이 있다. 또한 장기사
용에 따른 간독성(담즙분비 장애, 황달) 오심, 구토, 설사, 변비와 같
은 소화기장애, 무과립 혈구증과 골수억제에 기인한 백혈구감소증
과 같은 심각한 혈액학적인 문제를 야기시킨다. 또한 인슐린 분비
가 억제되어 지쳐 있는 췌장에 강제로 인슐린을 분비해서 췌장을
피폐하게 한다. 경구혈당강하제로 당뇨가 치료됐다는 경우는 없으

며 약을 계속 복용하면 상기와 같이 병만 악화시킬 뿐이다.

❷ 설폰요소제와 다른 작용기전을 가진 비구아니드계의 메트폴민
은 인슐린 분비에 대하여 영향을 미치지 않는다. 그러면서 간
에서 새롭게 만들어지는 포도당생성을 억제하고 장점막세포의
당 이용을 증가시킨다. 또한 동시에 근육이나 지방세포에서 방
분의 이용을 활성화시키는 작용을 한다. 약의 종류는 글루코파
지, 글로코닐, 글루퍼민 등으로 설폰요소제보다는 장점이 있다
고 한다.

※ 부작용은 메트폴민을 복용하는 환자 중 30%가 설사, 구토, 오심,
복부 팽만감, 고만 등의 소화기계의 이상을 호소하고 있다. 장기
간 복용 시 빈혈, 백혈구감소, 혈소판 감소와 같은 혈액학적 이상
이 나타나는 것은 설폰요소제와 마찬가지이다.

❸ 당의 생성을 억제하며 혈당을 떨어뜨리는 알파 글루코시나제
억제재로 소장점막에 존재하는 효소로 이당류에서 단당류로
분해하여 탄수화물의 흡수를 돕는 효소를 차단시키는 글로코
바이 등이 있어 저혈당 현상을 일으킬 위험이 적다고 한다.

※ 부작용은 복부팽만, 복명, 설사, 소화불량 등의 소화기 부작용,
장내가스 증가로 장폐색성 증상이 나타날 수 있고 간기능 이상을
초래할 수 있다.

이상의 모든 당뇨 치료약은 약간의 차이는 있지만 지속적인 복용

을 하면 자율신경계에 스트레스를 가하게 된다. 그 결과 교감신경을 긴장시켜 카테콜라민(아드레날린, 노르아드레날린 등) 이라는 신경전달물질을 분비하여 결국 포도당생성촉진을 하게 된다. 또한 대항작용을 하는 부교감 신경억제는 배설, 분비능력을 저하시켜 인슐린 분비를 억제하므로 혈당조절이 어렵게 된다. 또한 교감신경 항진으로 과립구 증가에 의한 활성산소의 과잉 배출이 자기세포를 공격하여 랑겔한스섬을 손상시켜 인슐린 분비가 저하되는 이중삼중의 요인으로 인해 당뇨는 더욱 악화될 수 있다. 이로 미루어볼 때, 서양의학적 당뇨의 치료는 한계점이 분명히 있다. 물론 서양의학의 당뇨에 과한 치료는 인슐린의 발견을 비롯한 각종 응급처치, 등 많은 장점이 있다. 그러나 문제는 부작용 없는 완치가 아직 이뤄지고 있지 않다는 점이다.

6.

한의학적 당뇨 치료의 장점과 한계

한의학은 당뇨를 완치할 수 있는가

서양의학은 당뇨를 치료가 불가능한 질환으로 보고 있다.

기질적인 원인인 인슐린에 한정한 치료법의 한계가 그러하다. 하지만 한의학은 서양의학과 달리 기능적 원인에서 당뇨를 치료하려고 한다. 그래서 한의학은 합병증이 심하지 않은 환자나 발병한지 얼마 안 되는 초기 당뇨의 경우 뚜렷하게 치료를 하고 있다.

따라서 당뇨를 불치병이며 평생 관리해야 한다고 주장하는 입장은 한의학적 원리와 차이가 있다. 기질적으로 원인을 찾고 해결방법을 찾는 서양의학과 기능적인 원인을 찾고 해결방법을 찾는 한의학은 치료의 방향이 근본적으로 다르다. 혈당이 높은 상태를 당뇨라고 정의하면 서양의학은 인슐린과 인슐린의 작용력 저하라는 관점에서만 이해한다. 반면에 한의학적 관점은 인슐린 분비 부족이나 작용력 저하가 당뇨의 원인이라는 점에는 동의한다. 그러나 인슐린 분비 저하를 불러온 근본적인 원인을 찾는다.

그렇기 때문에 당뇨를 보는 관점과 치료방식이 다르다. 또한 당뇨의 완치여부에 대한 관점도 판이하게 다르다. 한의학에서는 당뇨의 근본원인을 인슐린 분비 그 자체보다는 인체의 시스템 이상에서 찾는다. 그래서 인슐린성분이나 혈당강하제성분이 전혀 포함되지 않는 생약을 통해서 혈당을 개선함으로서 당뇨를 치료하는 방식을 택하고 있다. 그러한 방식은 일부 당뇨전문 한의원에서 소기의 목적을 이룬 것으로 알려져 있다. 그러나 지금껏 한의학에서는 공식적으로 당뇨완치에 대한 논문이나 책을 발표한 것은 없다. 일부 책에서 당뇨가 불치는 아니라는 우회적인 표현만 사용하고 있을 뿐이다. 그러한 것으로 미뤄볼 때, 멀지 않아 한의학에서 당뇨완치의 성과를 이룰 수 있을 것이라는 예측은 할 수 있다. 한의학은 인슐린이 아니라, 인체 시스템의 기능적 관점에서 당뇨치료의 영역을 상당부분 넓히고 있기 때문이다.

한의학의 당뇨 치료법

소갈병(당뇨)의 약물치료에 대한 최초의 기록은 〈황제내경 소문〉의

<기병론(奇病論)>에 나와 있다. '치지이란(治之以蘭) 제진기야(除陳氣也)'로 난초(蘭)로 진기(陳氣–나쁜기)를 없앤다는 뜻이다. 맛이 달고 찬 성질을 지닌 난초로 음허 조열한 진기를 제거하는 소갈병(당뇨)치료의 기본원칙을 제시했다.

소갈병(당뇨)에 대해 본격적인 치료이론과 처방이 제시된 것은 동한시대 명의인 장중경의 <금궤요략>에서부터이다. 그 이후 당, 송, 원, 명, 청대를 거쳐 많은 명의들이 소갈병(당뇨)의 병리기전과 이에 따른 치료법을 제시하여 왔다.

● **전통적으로 사용되고 있는 소갈병(당뇨)의 치료법은 다음과 같다.**

❶ 소갈병(당뇨)의 근본원인을 신허(腎虛)로 보며 보신치본(補腎治本)의 치료법이다. 대표적인 의가들의 주장은 대동소이하다. 손사막은 "소갈병(당뇨)을 일으키는 근원은 신허라고 했다. 또 조헌가는 "소갈(당뇨)의 치법은 상, 중, 하소에 관계없이 우선 신을 다스리는 것이 급하다"라고 했다. 이러한 치료법은 신장을 보완하는 것으로 대표적인 약재는 숙지황이다. 처방으로는 장중경선생의 신기환이 최초이며 다른 처방들은 신장을 보하는 것으로 구성이 되어 있다.

❷ 소갈병(당뇨)의 근본원인을 조열(燥熱)로 보며 청열치본(淸熱治本)의 치료법이다. 동한시대 명의인 장중경이 제시하였고 그 이후 유하간은 청열사화(淸熱瀉火)와 자음생진(滋陰生津)으로 발전시켰

다. 청열사화는 열을 내리고 화기를 없앤다는 뜻이며 자음생진은 음기를 강화하여 진액을 생기게 한다는 뜻이다. 그는 〈삼소론〉 "삼소(상소, 중소, 하소의 통칭)는 모두 조열이다."고 했다. 이러한 치료법은 열을 내리고 화기를 없애는 것으로 대표적인 약재는 갈근(칡뿌리), 천화분, 맥문동, 생지황 등이 있다. 처방으로는 백호가인삼탕, 생진감로음, 옥천환 등이 있다.

❸ 소갈병(당뇨)의 근본원인을 기허(氣虛)로 보며 보폐치본(補肺治本)의 치료법이다. 주단계는 양폐(養肺)폐를 강화하고, 강화(降火)화기를 내리고, 생혈(生血)피를 생성하는 3대 요법을 주장했다. 대원례는 폐기를 손상시키지 않도록 하고 폐기를 보하여 진액을 생성시키는 약물과 음기를 보하는 약물을 함께 사용했다. 이러한 치료법은 폐기를 보하고 진액을 생성시키며 음기를 보하는 것으로 대표적인 약재는 인삼, 황기, 산약 등이다. 대표적인 처방으로는 황기육일탕, 생맥산 등이 있다.

❹ 소갈병(당뇨)의 근본원인을 기허(氣虛)로 보며 보비치법(補脾治法)의 치료법이다. 〈황제내경 소문〉에 있는 "비장이 병이 들면 몸이 무겁고 쉽게 허기가 진다."에서 이론적 근거를 찾았다. 〈신제유서〉의 "대개 많이 먹어도 배가 부르지 않고 많이 마셔도 갈증이 그치지 않는 것은 비장의 음허(陰虛) 때문이다"고 했다. 또 〈의학입문〉에 "심신(心身)은 모두 비장을 통하게 되므로 비장의 기운을 기르면 진액은 저절로 생긴다."고 했다.

이러한 치료법은 기허(氣虛)를 보하며 비장을 기르는 것으로 대표적인 약재는 인삼, 백출, 백복령 등이다. 대표적인 처방은 삼령백출산, 전씨백출산 등이 있다.

당뇨치료의 장점과 한계

한의학에서의 당뇨 치료는 근본원인을 해결하기 때문에 매우 장점이 많다.

황제내경에서부터 소갈병(당뇨)에 대한 연구가 시작되었고 그 후 많은 의가들에 의해서 보완되었음으로, 당뇨관리가 아니라 치료학으로서 가능성이 무척 높다. 당뇨가 진행되는 과정이나 만성 합병증에 대한 기전까지 소상히 밝혀져 있어 임상연구만 더해지면 희망적이다.

현대의학에서 해결하지 못하는 근본원인의 해결은 한의학의 영역으로 앞으로 임상의학적인 실험과 검증이 더해진다면 당뇨병 치료의 새 지평을 열 수 있는 가능성이 있다.

그러나 한의학은 고혈당이나 저혈당 및 합병증을 비롯한 급성의 증세나 응급상황에 대한 처치가 부족한 실정이다. 특히 제 1형 당뇨의 인슐린 의존형의 경우, 급작스런 고혈당이나 저혈당의 문제에 대해선 한계가 있다. 응급상황에서 환자가 의식을 잃었을 때나 그 밖의 상황에 대해서도 구체적인 처치가 미비하다. 그 뿐 아니다, 과학적 데이터나 여러 가지 검사, 처방 등의 문제에 있어서도 뚜렷한 표준화가 되어 있지 않은 실정이다. 치료원리는 인슐린이나 췌장의 문제가 아니라 근본적인 원인을 제거하는 것에 초점을 맞춘다고 하지만, 구체적인 실험과 검증이 되지 않는 부분이 있다. 최근에는 당뇨를 특화한 한의학적 연구가 많이 되고 있는 것으로 알려져 있다. 인터넷 사이트를 보면 일부 한의원에서는 당뇨완치를 주장하거나 치료할 수 있다는 홍보를 하고 있다. 그러나 그러한 연구들은 보다 과학적인 토대위에서 실험과 검증을 거쳐 공식적인 인증을 받는 절차가 필요하다. 논문을 통한 처방의 투명한 공개를 통해 모두에게 도움이 되도록 연구가 진행되는 것이 바람직하다 할 것이다.

7.

체질의학적인 당뇨의
자연치유법과 당뇨완치의 기준

체질의학적으로 당뇨의 주원인은 대사의 기능장애이다.

서양의학에서 당뇨를 인슐린만의 문제로 보는 것과는 근본적인 시각이 다르다.

체질적 불균형으로 당뇨의 대표적인 원인은 체질 증후군에 의한 대사기능의 저하이다. 인슐린 분비의 문제는 췌장의 기능저하로 인해 나타나는 결과이다. 실제 체질적으로 당뇨는 체질 증후군 해소하면 대사의 기능이 정상화된다.

만약 당뇨가 단지 인슐린만의 문제라면 인슐린 공급으로 혈당조절이 되고 합병증이 나타나지 않아야 이치가 맞다. 그런데 현실적으로 당뇨는 인슐린 문제 외에도 각종 기능의 저하를 초래하여 합병증을 유발시킨다. 당뇨가 체증의 원인으로 대사기능의 저하와 관련이 되어 있음을 나타낸다. 인슐린 투여나 혈당강하제의 지속적인 관리를 하고서도 합병증에 걸리는 사례를 보면 확인되는 사실이다. 혈당관리는 형식적인 관리일 뿐이고 원인해결은 체질균형이 맞아야 정상이 되기 때문이다. 따라서 당뇨는 체질 증후군으로 보아야 마땅하다. 그러한 관점에서 당뇨를 체질적 증세로 보고 자연치유력을 높이는 것이 중요한 것이다.

당뇨를 유발하는 대표적인 체질 증후군

● 상기 조열증

음기가 부족하고 양기가 넘치거나 음기가 지나치고 양기가 부족해서 생기는 증세를 상기증이라고 한다. 음의 기운과 양의 기운이 균형이 깨지면 열이 심폐와 머리로 상승하여 생기는 증세로 음허조열 혹은 양허조열로 나타난다.

● 만성체증

소화기 전체의 문제로 식도-위장-12지장-소장-대장-직장-항문까지의 체기의 증세이다. 일반적으로 식도의 급체만 알려져 있으나 각 소화기의 체증이 다 있다. 만성체증이 될 경우 자각증세가 없고 대사기능의 저하를 초래하며 각종 장애를 유발시킨다.

● 대사기능의 장애

잘못된 식생활습관의 요인으로 영양의 불균형이 초래되면 대사기능이 저하된다.

그 결과 췌장을 비롯한 간장, 신장 및 다른 모든 장기의 악순환이 반복된다. 대사기능의 저하가 심해지면 대사증후군이 되며 당뇨와 고혈압, 암 등의 각종 질병을 유발한다.

● 면역체계의 이상

스트레스와 각종 환경의 문제로 인해 면역체계의 이상으로 췌장과 인슐린의 문제가 유발된다. 주요원인은 체질적인 불균형이며 당뇨와 고혈압 등 각종 생활습관병이 유발 된다.

이와 같은 원인으로 당뇨가 유발된다. 그러나 체질 증후군은 현대의학처럼 과학적인 수치나 데이터를 통해서 명확히 증명할 수 있는 것이 아니다. 심지어 자각증세도 없는 경우가 많으며 첨단의료기로도 찾을 수 없는 경우가 많기 때문이다.

예를 들면, 상기증으로 인해 머리가 아프고 심폐의 열로 극심한 피로감이 느껴져도 현대의학으로 검사를 하면 이상이 나타나지 않기 때문이다. 체증은 더욱 더 그러하다. 심한 만성체증으로 호흡곤란, 소화불량, 무기력증을 느껴도 병원의 검사에서는 이상소견이 없다.

그런데도 그 증세로 고통을 호소하는 이들이 많다. 왜 첨단의료기로도 그 증세를 못 잡을까? 그 이유는 체질 증후군은 기능적 문제이기 때문이다. 현대의학은 첨단기계로 잡아낼 수 있는 기질적 문제만을 각종 성분검사를 통해서 알아낸다. 그런데 체질적 기능은 개별적 편차가 많아서 평균치 수치를 산출할 수가 없다. 예를 들면 턱걸이를 하나밖에 할 수 없는 사람과 백 개를 하는 사람의 기능적 편차를 기질검사로 알 수 없는 것과 같다.

따라서 체질 증후군을 아는 방법은 스트레스, 만성피로감, 각종 증세들이다. 구체적으로 상기증, 체증, 대사기능의 저하 중에서 한 가지 이상의 증세를 느끼면 해당된다.

체질의학적 당뇨의 자연치유법

인슐린 투여나 혈당강하제를 복용하면서도 혈당조절이 안 되는 경우도 많다.

인체의 내성이 강하여 그렇게 될 수도 있지만 대사기능이 저하된 상태에서는 약물의 한계가 나타난다. 당뇨를 인슐린의 문제로만 보면 체질적 불균형을 해소하는 자연치유를 할 수가 없다. 당뇨를 유발하는 상기증이나 체증, 대사기능의 저하를 자연치유해야만이 근본적인 해결이 된다. 그래서 체질적 자연치유법은 체증 증후군을 개선하는 것이 우선적이다.

● **4단계 자연치유법**

❶ 체질 증후군인 상기조열증, 만성체증, 대사기능의 저하를 개선한다. 이 세 가지 증세는 동시에 있거나 서로 영향을 주는 관계이다. 이들이 정확히 알면 쉽게 자연치유가 될 수 있다. 부작용 없는 자연요법으로 정상화시킨다.

❷ 면역체계를 안정시켜 췌장의 기능과 세포의 작용을 정상화시킨다. 자율신경의 균형이 바로 잡히고 면역체계가 안정되면 췌장의 기능은 회복이 된다. 그렇게 되면 인슐린 분비가 정상적으로 이루어지며 세포의 인슐린 민감성도 높아진다.

❸ 당뇨를 근본적으로 치유하려면 식습관을 바꾸어 영양 불균형을 개선해야 한다. 당뇨의 식이요법으로 음식성분의 충돌을 막고 영양 불균형을 개선하는 혁명을 생활화한다. 영양 불균형이 해소되면 당뇨는 근본적으로 치유된다.

❹ 당뇨체질을 건강 체질로 개선하기 위하여 임상 영양요법을 실행한다. 당뇨체질을 개선하기 위한 복합적인 임상 영양요법은 선택적 필수조건이다. 비타민과 미네랄, 효소, 천연약초 등을 한꺼번에 섭취하는 통합적 요법으로 영양 불균형을 개선한다.

당뇨완치의 기준

당뇨완치의 선언은 엄격하게 혈당수치를 비롯한 각종 혈액검사

결과의 수치가 정상이 되어야 한다. 또한 건강한 상태를 확신할 수 있어야 비로소 완치가 확정된다.

❶ 주사와 약물, 한약, 건강식품을 끊고 식이요법만으로 정상혈당이 유지된다.

❷ 다음, 다뇨, 다식과 체중감소, 피로감, 체증, 아픔의 증상이 없고 활기차다.

❸ 혈액검사 결과 콜레스테롤과 중성지방 수치가 정상화되고 혈액순환이 잘된다.

❹ 체내의 모든 기관과 장부의 기능이 정상적이며 당뇨합병증의 전조증상이 없다.

❺ 최소 1년 이상 각종 수치가 정상이며 에너지가 넘치며 건강상태가 양호하다.

일시적인 증상개선이나 혈당수치 안정만으로는 절대 완치가 될 수 없다. 주사와 약물을 끊고 혈당수치가 정상이 되며 일정기간 유지되어야 완치로 판정할 수 있다. 당뇨완치는 엄격한 기준이 적용되어야 하는 것이다.

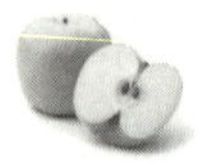

당뇨에 관한 동, 서의학의 용어비교와 해설

당뇨에 관한 동, 서의학의 용어는 놀랍게도 표현만 다를 뿐, 기능상의 의미는 같다.

황제내경 이후 2천 년간의 임상경험과 원리가 함축된 한의학의 깊이에 감탄을 하지 않을 수 없다. 물론 현대의학의 눈부신 발전도 놀랍지만, 이 두 개의 의학이 많은 부분 유사성을 지닌다는 것은 진리의 속성과 닮았다. '진리는 단순하며 하나로 통한다.' 는 것을 느끼게 한다.

1. 현대의학의 당뇨(diabetes) VS 한의학의 소갈

이 용어들의 뜻은 완전히 일치한다. 차이가 있다면, 한의학에서는 소갈을 상소(당뇨1기). 중소(당뇨2기), 하소(당뇨3기), 강중(당뇨4기)로 증상이 악화되는 기준에 따라 구분을 했다는 점이다. 대신 현대의학은 혈당치와 당화혈색소로 증상의 변화를 알 수 있도록 했다.

2. 인슐린분비부족 VS 음허조열(陰虛燥熱)

이 용어들의 뜻은 다르지만 인과의 관계로 통한다. 인슐린분비부족은 췌장의 랑겔한스섬 베타세포의 기능이 약한 것이 원인이 되어 나타나는 현상이다. 현대의학의 대증(對症)의 표현이다. 그러나 한의학은 그 원인의 문제를 표현한다. 즉 인슐린분비부족 자체가 음허(陰虛)이고 음허(陰虛)라는 체액(호르몬, 분비물)이 부족하면 조열(燥熱－수분이 마르고 상체가 뜨거워지는 증세)이 되기 때문이다. 결과적으로는 일맥상통하는 의미이다.

3. 인슐린 저항성 VS 혈허(血虛)

이 용어들의 뜻은 다른 것처럼 보이나 알고 보면 유사성이 있다. 인슐린 저항성이란 혈중의 포도당이 세포로 흡수되지 않는 상태를 표현한다. 다른 식으로 보면, 혈중의 영양소가 세포에게 전달되지 못해서 혈(血)이 제 기능을 못한 것을 의미한다. 그런데 그것을 한의학적으로 보면, 혈이 제 기능을 못한 것으로 혈허(血虛)의 상태다. 물론 혈허(血虛)는 혈중 영양소가 없다는 뜻으로도 쓰이지만, 인슐린 저항성과 같은 경우도 혈허(血虛)가 되는 것이다.

4. 현대의학의 혈당(고혈당과 저혈당) VS 한의학의 소갈(당뇨)의 증(證)

이 용어들은 당뇨의 병리기전으로 진행 상태를 보는 관점에서는 일치한다. 수치의 결과와 진행의 원인을 보는 표현이다. 혈당은 당뇨의 진행상태가 나타난 것을 수치의 결과로 보는 기준점이다. 그런데 증(證) 역시 진행 상태를 보는 기준점인 것은 동일하다. 단 증(證)은 수치가 아니라 진행의 원인을 중시한다. 질병의 어떤 단계에서 병의 원인, 병의 위치, 병의 성질, 병의 상태, 병의 진행 등으로 이루어진 병리적 상황을 총괄적으로 파악하는 것을 의미한다. 그렇게 내용상으로 보면 소갈(당뇨)의 증(證)은 혈당과 당화혈색소, 고지혈증 등의 모든 수치를 포함하는 병리적 진행의 기준과 유사성이 있는 의미라고 할 수 있다.

5. 당뇨만성합병증 VS 소갈전변증(消渴轉變證)

이 용어들의 뜻은 병리적 기전에서는 의미가 일치한다. 현대의학의 당뇨만성합병증은 당뇨가 만성화되면 다른 병을 유발할 수 있다는 의미이다. 그러나 한의학의 소갈전변증은 소갈(당뇨)이 전변(轉變- 변하여 달라지다.)는 의미이다. 즉 소갈(당뇨)의 진행 상태를 나타낸다. 따라서 병리적 기전의 표현만 다를 뿐, 내용은 거의 같다.

제 5장

당뇨의 원인을 알면 백세건강이 보인다.

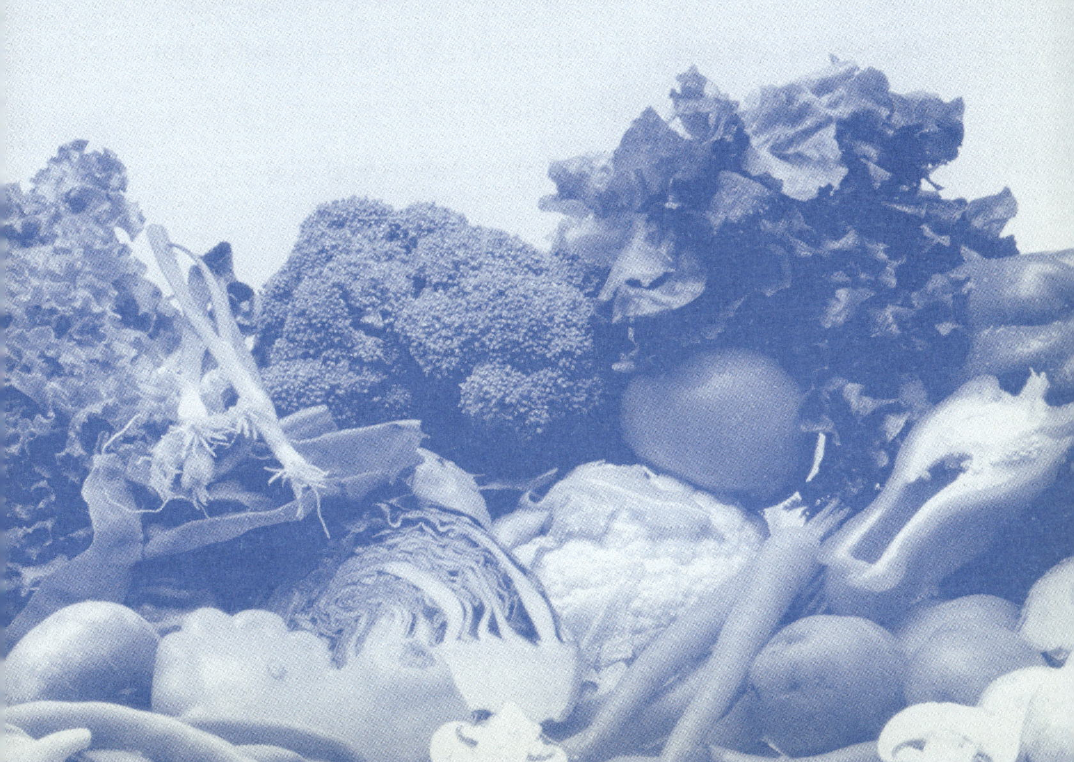

1.

당뇨의 주원인은 대사기능의 장애이다.

"당뇨가 왜 심각한 병이 아니라고 하는 거죠?"

"자연의학의 연구로는 자연치유가 쉽다고 봅니다. 초기 증상이 나타날 때, 완전히 동물성 식품을 배제하고 철저하게 식물성으로 섭취하고 당분과 지방질 충돌이 일어나지 않도록 하면 금방 증세가 없어지니까, 심각한 병이 아니라는 겁니다."

당뇨를 불치병으로 알고 심각하게 생각하는 L씨와 대화중에 오간 말이다.

그는 30대 초반의 회사원이었는데 당뇨에 대한 두려움증이 강했다. 당뇨에 걸린 것을 마치 죽을병에 걸린 것처럼 심각하게 생각했다. 그의 부친과 큰 형님이 만성 합병증인 심장병으로 돌아가셨기 때문에 그 무서움을 느꼈기 때문이었다. 또 미혼이어서 장차 결혼문제와 직장생활에 대한 걱정도 많았다. 그는 의심과 희망이 섞인 표정으로 다시 말했다.

"정말 그렇게 철저히 동물성 식품을 배제하면 당뇨가 없어질 수 있는 건가요?"

"물론입니다. 초기의 당뇨는 대사의 기능저하라는 단순한 증세입니다. 몸과 마음의 아프다고 신호를 보내는 겁니다. 그러니 철저히 식이요법만 해도 자연치유가 됩니다."

필자는 그에게 알기 쉽게 설명을 했다. 그는 1년 전에 체중이 급속하게 빠지고 목이 타고 소변이 잦아져서 병원을 찾았다. 의사는 그에게 당뇨판정을 내리며 콜레스테롤과 중성지방의 수치가 위험수위라고 경고를 했다. 그는 그 사실을 심각하게 받아들였다. 그 당시 키 176센티에 체중이 95kg이었는데, 대략 4~5개월 사이에 무려 25kg이나 빠져 무기력상태에 이르렀다. 병원에서 측정한 공복혈당은 252로 매우 높았다.

그와의 대화를 통해서 알게 된 사실은 스트레스가 많고 과다한 술접대로 육류의 과잉섭취를 하고 운동은 부족한 것이 원인이었다. 술과 육류안주로 인한 과체중은 피를 탁하게 하고 혈관을 좁힌다. 게다가 그의 가족식단은 육류중심이었다. 그러니 혼자 생활하며 집에서 하는 식사는 주로 치킨과 햄, 소시지였다. 완전히 동물성 육류만 섭취하는 식습관을 지니고 있었다. 그는 전형적인 완전육식 주의자였다.

"완전육식 습관으로 당뇨판정을 받았으면 이미 혈액오염으로 혈관은 이미 동맥경화 초기의 상태라고 봐야 합니다. 합병증의 위험성이 매우 높습니다."

그는 불안한 눈빛으로 물었다.

"극도로 피로하고 다리가 찌릿찌릿할 때도 있습니다. 합병증이 이미 시작된 것 같습니다."

"합병증은 혈관병이기 때문에 혈액을 정화해야 합니다. 그러자면 완전채식으로 3개월 동안 입맛을 습관화하시면 됩니다. 또 과다한 육식으로 인한 영양 불균형이기 때문에 효소, 미네랄, 비타민 섭취를 하시면 됩니다. 자연치유의 핵심은 완전채식입니다."

그에게 그렇게 말하면서 완전채식 메뉴와 운동요법, 통합적 요법을 알려주며 '목숨 걸고 편식하다.' 라는 책을 소개해 주었다. 그 후 그는 완전채식주의로 바꾼 후에 빠른 효과가 나타났다. 식습관만을 바꾸었고 영양 불균형 개선만 주로 했는데도 약을 끊고 한 달 뒤 식후 2시간 혈당이 143으로 완전 좋아진 상태였다.

그는 약속한 3개월이 되자 공복혈당이 109로 정상적인 수치로 돌아왔다가 전화로 알려주었다. 그리고 그 후에도 그는 채식주의자가 되어 열심히 건강경영을 했다. 그는 적정체중의 상태에서 혈당수치가 정상인 상태로 1년이 경과해서 완치가 되었다.

L씨의 경우처럼 실제 원인은 과다한 육식주의로 인한 대사기능 장애인데도 다른 곳에서 원인을 찾음으로써 불치병이 된다. 당뇨는

과연 불치병일까? 절대로 아니다. 그 답은 당뇨의 원인을 올바르게
알면 제대로 찾을 수 있다.

당뇨와 유전적 문제는 논리적으로 맞지 않다. 통계적 사실을 비교
분석해보면 알 수 있다.

우리나라의 당뇨병 환자는 1970년대 1%도 채 안되었다. 그런데
동물성 육류침공이 시작된 1980년대에 3~10%로 증가했다. 또
1990년대 후반에는 맥도날드, KFC, 가공육류, 냉동육류, 치킨, 피자
체인점 등의 추가공습이 가속화됐다. 그러자 40대 이상의 성인기준
으로는 13~18%까지 급증했다. 급기야 최근에는 전체인구의 10%
가 넘는 당뇨대란이다. 그리고 남북한은 동족이지만, 남한에는 그렇
게 많은 당뇨와 고혈압이 북한에는 거의 발병률이 낮다. 또 물질적
풍요가 넘치는 선진국은 당뇨와 고혈압이 흔하다. 하지만 물질문화
가 빈약한 개발도상국에서는 거의 발병률이 낮다. 이러한 사실로 미
루어보면, 유전적 요인은 관련성이 없다.

단, 부모형제 중에서 당뇨에 걸린 사람이 많은 가계는 가족식단의
유전성은 있다. 육식 중심가족식단, 세미 채식가족식단, 채식중심가
족식단이 있다. 그런데 육식 중심의 가족식단 유전성이 있다면, 그
로 인해 당뇨에 걸릴 수 있다. 예를 들면, 부모의 식습관이 육식 중

심이어서, 육류나 생선 없이 밥을 못 먹고 당분중독까지 된 가족식
단이라면 자녀는 그 식성을 배워 당뇨에 걸릴 수 있다. 요컨대 식단
의 취향, 입맛의 습관, 식단의 유전성이 문제이다. 식습관과 대사문
제는 절대적으로 관련이 깊다. 따라서 당뇨의 가족력은 잘못된 가족
의 식습관으로 인한 대사기능의 문제일 뿐이다.

당뇨의 주원인은 소화관과 췌장의 기능저하이다.

당뇨 판정을 받은 사람들은 공식화된 수순을 밟는다. 인슐린에 초
점을 맞춘 관리방법으로 인슐린 분비를 촉진하거나 혈당을 조절하
는 치료이다. 혈당강하제나 인슐린 투약 등의 방법인데, 그것은 당
뇨에 대한 근본적인 치료가 아닌 대사기능에 화학적으로 개입하는
관리의 개념이다. 그 결과 한번 약을 복용하게 되면, 평생을 관리해
야 하는 부담이 생긴다. 특히 약효가 떨어지면 약의 양을 늘리고 그
것도 안 되면 인슐린 투약이라는 단계를 거친다. 하지만 이런 방법
들은 일시적인 처방일 뿐이다. 따라서 합병증의 예방과 치료에 효과
적이지 않고 혈당조절에도 구멍이 생긴다. 이러한 사실은 누구나 인
정하는 부분이다.

주사나 약물을 하며 식이요법과 운동요법을 하는 그 공식의 문제
점이 있다는 뜻이다. 비유를 하자면, 한번 당뇨는 평생 관리하고 살
아야 한다는 불치의 족쇄는 코끼리의 쇠사슬과도 같다. 어린 코끼리

에게 쇠사슬을 채우면 몇 번 힘을 써보다가 힘이 통하지 않는 것으로 알고 체념한다. 그리고 그 코끼리는 완전히 성장해서 쇠사슬을 끊을 수 있는 힘이 있어도 그대로 묶여 산다. 못 끊을 것이라는 생각 때문에 그대로 사는 것이다. 또 유사한 예로, 프랑스 탐험가 마젤란의 지구일주 이전에 지구가 네모라는 고정관념과도 유사하다. 그 관념으로 먼 바다로 가면 떨어져 죽는다는 두려움을 지녀 멀리 항해를 하지 못하는 것과 같다. 그렇지 않다면 왜 초기의 대사기능장애로 인한 약간 높은 혈당수치를 마침내 당뇨병으로 만들겠는가. 누군가가 만들어낸 두려움 때문에 해결방법을 못 찾는 탓 때문이다.

당뇨의 원인을 알면 자연치유법도 명확하게 나타난다. 당뇨는 인슐린만의 문제가 아니다. 인체의 시스템적 관점이 중요하다. 인슐린 분비보다 소화기관과 췌장의 기능이 직접적인 당뇨의 원인이다. 따라서 초기 당뇨판정을 받았다고 해도 소화기관과 췌장의 기능을 빠르게 회복시키면 대사기능이 좋아지고 인슐린의 문제는 유발될 수가 없는 것이다.

당질대사 VS 지방질대사의 충돌

당뇨의 대사와 췌장의 기능

당뇨의 대사는 크게 4가지로 나누어진다. 첫 번째는 당질대사이며 두 번째는 지질대사이고 세 번째는 단백질대사이며 네 번째는 전해질대사이다. 이들 대사는 기능이 각기 다르지만 인슐린으로 작용하는 기전이 있다. 구체적으로 알아보면, ❶ 당질대사 – 포도당 이용, ❷ 지질대사 – 지질분해, ❸ 단백질대사 – 단백질분해. ❹ 전해질대사 – 혈액 삼투압작용이다. 그런데 이 대사에서 가장 핵심적인 중심은 췌장이다. 췌장의 기능이 좋아서 내분비와 외분비의 활동을 제대로 해야 대사기능이 정상적으로 작동하기 때문이다. 따라서 당뇨의 대사는 곧 췌장의 기능과 직결된다.

췌장의 대표적인 2가지 기능

● 음식물의 소화를 돕는 외분비 기능이다.

췌장세포는 소화효소가 듬뿍 들어 있는 췌액을 만들어 십이지장
에 흘러 보낸다. 췌액은 소화에 절대적이다. 췌액의 효소가 있어야
만 위에서 내려온 음식물을 장 점막에서 분해할 수 있다. 모든 음식
은 췌장의 작용을 통해서 소화가 되고 에너지로 사용된다. 췌장효소
는 3대 영양소인 탄수화물, 단백질, 지방 등의 소화에 큰 작용을 한
다. 그래서 췌장기능만 정상적이면 위 절제를 해도 소화를 하는데
큰 지장이 없을 정도이다. 실제로 췌장세포는 10%만 가동해도 소화
에 별 문제가 없다고 한다.

● 소화된 음식물을 흡수하는 내분비 기능이다.

호르몬 분비는 랑겔한스섬에서 이루어지며, 알파세포에서는 글루
카곤, 베타세포에서는 인슐린을 분비한다. 인슐린과 글루카곤은 서
로 견제하면서 혈당을 일정범위로 유지하는 작용을 한다. 인슐린은
혈당상승을 억제하고 글루카곤은 저혈당을 방지하는 임무를 수행한
다. 그래서 췌장의 기능이 부실해 인슐린의 양이 모자라면 혈당 상
승을 막을 수 없어 당뇨증세로 발전하게 된다.

췌장은 기본적으로 이 2가지 작용을 통해서 체내 에너지의 소화

와 흡수를 담당한다.

섭취된 음식물은 췌장의 소화효소에 의해 포도당으로 바뀌고 혈액으로 들어가 세포에 흡수되어 에너지로 변한다. 포도당이 세포로 흡수되려면 세포막에 존재하는 인슐린수용체가 문을 열어주어야 한다. 이런 과정을 인슐린과 인슐린수용체의 결합이라고 한다.

그런데 췌장의 기능에 이상이 생기면 인슐린의 부족하거나 분비되어도 인슐린의 기능이 제 역할을 못하게 된다. 인슐린부족 혹은 인슐린 저항성으로 혈당이 오르게 된다. 이렇게 되는 상태가 현대의학의 당뇨 증세에 관한 정의이다. 그래서 당뇨의 원인을 알려면 췌장의 기능에 대해서 알아야 할 필요가 있다.

췌장의 인슐린 분비와 작용력

인슐린 분비의 기능은 영양소 흡수로 매우 중요한 작용력을 지닌다.

특히 인슐린은 식생활에서 매일 섭취하는 밥, 빵, 또는 여러 먹거리에 들어 있는 당분과 밀접한 관련이 있다. 당분은 장에서 소화되어 포도당이 되어 간으로 운반되는데, 그 때 인슐린도 함께 작용한다. 그래서 포도당은 글리코겐으로 저장되고 여분의 포도당은 지방조직에서 인슐린의 작용으로 저장된다.

인슐린 분비는 정상인의 경우, 당분섭취가 과도하면 인슐린의 작용으로 간장이나 지방조직에 저장이 되어 혈당이 오르지 않는다. 그러나 당뇨의 경우는 인슐린이 부족하면 포도당이 글리코겐으로 될 수 없어서 혈당이 올라간다. 또한 혈액 속의 포도당이 많아도 세포 속에는 흡수가 되지 못하므로 몸이 나른하고 기운이 없게 된다.

따라서 인슐린은 혈당에 관한 결정적인 작용을 한다. 이밖에도 인슐린은 여분의 당분을 지방으로 바꾸어 저장하도록 도와주는 작용을 한다. 또 단백질이 파괴되면 이를 보충해주는 역할을 한다.

이상으로 미루어보면, 췌장의 기능은 영양소의 소화와 흡수에 필수적이다.

특히 췌장에서 당분대사와 지방질대사의 균형이 매우 중요하다는 것을 알 수 있다.

기본적으로 체내의 당분은 글리코겐 형태로 1000kcal가 저장되어 있지만, 지방질은 9만kcal가 저장되어 있다. 그런데도 당분섭취만 높아지게 되면 당분수용의 한계를 벗어나기 때문에 당분대사의 문제가 생긴다. 그렇기 때문에 인슐린 분비의 문제는 단순히 당뇨라는 증상에 그치는 것이 아니다. 췌장과 연결되어 있는 전체 소화기와 관계가 깊다.

그 이유는 소화기관에 따라서 췌장의 기능이 영향을 받기 때문이다.

예를 들면, 급체인 경우, 체내 대사의 기능이 저하됨으로써, 무기력해지는 증세가 그러하다. 혈관이 약한 상태에서 심한 급체는 뇌출혈이 되거나 심장마비로 사망하기도 한다. 또 일주일 이상 자리에서 일어나지 못하기도 한다. 그런 경우 소화기로 인해 대사의 기능이 저하되어 완전히 무기력해지기 쉽다. 소화기로 인한 대사기능의 저하는 단순한 것이 아니다. 무서운 증세로 나타나는 것이다.

당분과 지방질대사의 충돌

소화기의 기능은 영양성분에 따라 각기 다른 대사활동을 한다.

소화기관의 중심인 췌장은 진화하는 수 세기 동안 늘 당분부족에 시달리는 대사기능을 지녔다. 그런데 20세기에 들어오며 산업혁명을 비롯한 각종 첨단 기계문명으로 인한 대량생산으로 체내 대사의 급격한 변화가 일어났다. 대량생산으로 인해 갑자기 엄청난 수의 당분과 지방질이 체내로 유입된 것이다. 특히 급격한 당분의 증가세는 당질대사에 적잖은 부담을 주었고 지방질대사와 충돌이 일어나기에 이르렀다.

거기에다 소화관의 기능저하도 대사에 영향을 주며 컨디션 저하를 초래한다.

그 결과 소화기의 기능을 담당하는 장부가 췌장이기 때문에 인슐린의 작용력도 같이 영향을 받는다. 즉 췌장의 기능저하로 인해 당뇨가 유발된다. 인슐린 분비가 저하될 수 있고 인슐린수용체가 세포의 문을 열어주지 않을 수도 있기 때문이다.

　구체적으로 당질과 지방질대사의 충돌은 췌액과 담즙의 문제로 나타나기도 한다.

　췌액은 당질을 소화시키지만, 지방질의 연화를 담당하는 담즙분비가 저하되면 과부하에 걸린다. 당질과 지방질을 한꺼번에 소화시킬 수 없기 때문에 기능이 떨어진다.

　그렇게 되면 전체적인 소화관의 기능은 저하되며 대사기능이 저하되는데, 그 정도의 상황이 되면 당뇨의 초기상태가 된다.

　그래서 대사증후군을 비롯한 전당뇨 단계에서부터 철저히 동물성지방이나 식물성지방과 당질을 분리하는 식단을 지켜야 한다. 당질인 곡류를 비롯한 빵, 과자를 먹을 때는 철저히 생야채를 겸하는 것이 좋다. 또 육류나 식물성기름을 섭취할 때는 생야채를 비롯한 섬유질만 섭취하고 당질 섭취는 하지 않는 것이 좋다.

　따라서 췌장의 작용과 인슐린 분비를 소화기의 시스템에서 바라보면, 대사기능의 저하에서 당뇨의 증세가 나타난다는 것을 알 수 있다. 단순히 인슐린의 분비나 저항성만을 혈당수치로 보는 관점은 숲을 보지 않고 나무만 보는 우를 범할 수 있다. 당뇨증세의 숲은 소화기와 췌장의 대사기능이며, 나무는 인슐린인 것이다.

3.

면역체계의 이상으로 인한
당뇨, 고혈압의 병리기전

당뇨와 고혈압은 면역체계의 이상으로 나타난다.

흔히 당뇨와 고혈압을 비만과 관련이 깊다고 한다.

하지만 사실상은 스트레스로 인한 원인이 더 많다. 고도비만인 경우 당뇨와 고혈압이 많이 유발된다. 그러나 정상체중을 지닌 사람들이 당뇨와 고혈압에 많이 걸리는 것으로 보면 반드시 비례하는 것은 아니다. 오히려 당뇨와 고혈압의 병리기전을 보면 면역체계의 작용력이 더 강하게 나타난다. 한의학적으로 보면 음기(陰氣 – 부교감신경)와 양기(陽氣 – 교감신경)의 불균형이 면역체계의 혼란이다. 조열(燥熱)은 교감신경의 항진, 허열(陰虛)은 부교감신경의 억제를 나타낸다. 그렇기 때문에 면역체계를 담당하는 교감신경과 부교감신경의 불균형으로 인해 당뇨와 고혈압은 나타나며 따로 존재하거나 동반적 관계를 유지한다.

당뇨를 유발하는 메카니즘

스트레스로 인해 교감신경이 긴장(조열燥熱)하면 길항작용으로 부교감신경이 억제(음허陰虛)되며 면역체계의 혼란이 생긴다. 먼저 교감신경이 항진되면 노르아드레날린이나 아드레날린 등의 카테콜라민의 신경전달물질이 분비된다. 그렇게 되면 포도당의 생성을 촉진하는 작용이 강화되는데, 스트레스가 가중되면 혈당치가 자연히 오르게 된다. 또한 교감신경이 긴장하면 과립구가 증가하여 활성산소가 대량으로 방출된다. 그 결과 교감신경과 대항작용을 하는 부교감신경의 기능은 저하되어 세포의 분비능력이 떨어져 인슐린 분비가 억제된다.

이와 같은 악순환이 반복되면 과립구에서 방출된 활성산소는 인슐린을 분비하는 췌장의 랑겔한스섬을 파괴하여 혈당이 세포에 흡수되는 것을 막는다. 교감신경과 부교감신경의 불균형으로 인한 자율신경실조로 인해 혈당치가 증가하여 당뇨증세가 유발되는 것이다.

따라서 부교감신경의 억제로 인해 당뇨의 증세가 수반되면 면역체계는 떨어지며 각종 합병증의 위험이 높아진다. 대개는 대사기능의 저하를 비롯하여 스트레스가중, 극심한 피로, 소화불량, 변비 등의 증세가 나타난다.

고혈압을 유발하는 메카니즘

혈압을 조절하는 작용력은 자율신경과 밀접한 관련이 있다.

교감신경이 긴장하면 심장의 박동이 빨라지며 혈액순환이 강화되고 혈관이 수축되어 혈압이 상승한다. 교감신경이 만성적으로 긴장하면 레닌-안지오텐시노겐계의 활동이 상승하여 혈압이 높아진다. 또한 콜레스테롤이 높은 음식을 계속해서 과잉 섭취하여 혈관이 막혀서 혈압이 오르는 경우도 있다. 고혈압을 유발하는 메카니즘은 이 밖에도 다양하게 있을 수 있지만, 기본적으로 교감신경의 항진이 가장 큰 원인이 된다.

그렇기 때문에 고혈압은 면역체계의 혼란으로 인해서 당뇨와 유사하게 다양한 합병증을 유발시킨다. 뇌와 심장, 신장에 혈관장애를 유발시켜 뇌졸중, 심근경색, 요독증 등의 합병증을 일으킨다. 고혈압은 신장의 이상이나 내분비이상으로 발생하는 2차성 고혈압과 이유를 알 수 없는 본태성 고혈압으로 나눠진다.

이렇게 면역체계에 문제가 생기면 당뇨와 고혈압이 유발되는데, 체질에 따라 차이가 있다.

당뇨가 만성화되면 고혈압을 수반하게 되는 경우가 많지만, 어떤 체질은 고혈압은 없는 경우도 있다. 동일한 교감신경의 항진이 되는데도 당뇨와 고혈압이 동반되거나 따로 오기도 한다. 그 이유는 체질적 조건이 다르기 때문이다. 교감신경의 항진으로 인한 면역체계의 혼란이 되면 당뇨와 고혈압이 생기는 조건이 각기 달라진다.

면역체계의 이상에 의해 당뇨와 고혈압이 각기 다르게 나타나는 이유는 체질적 차이 때문이다.

❶ 소화기능이 좋고 심혈관계의 기능이 나쁜 체질은 당뇨는 없고 고혈압만 걸린다.

❷ 심혈관계의 기능이 좋고 소화기능이 나쁜 체질은 고혈압은 없고 당뇨만 걸린다.

❸ 소화기능과 심혈관계의 기능이 모두 나쁘면 당뇨와 고혈압이 동반된다.

❹ 소화기능과 심혈관계의 기능이 모두 좋으면 당뇨와 고혈압에 걸리지 않는다.

당뇨와 고혈압도 결국 면역체계가 무너짐으로써 나타나며 교감신경의 지나친 항진은 여러 가지 문제를 유발한다.

과립구가 과잉 활성화되면 림프구에 있는 면역세포인 대식세포, B세포, T세포의 기능은 억제된다. 그 결과 외부로부터 침투한 항원(바이러스나 병원균 등)이나 체내에서 발생한 항원이 정상세포를 공격하면 면역세포가 제때 제거할 수 없기 때문에 질병에 감염된다.

그래서 당뇨와 고혈압을 치유하기 위해서는 면역체계의 균형을 잡는 것이 우선적으로 필요하다. 과도하게 활성화된 과립구의 숫자를 줄이는 것이 바람직하다.

과립구 활동이 억제되면 신체를 파괴하는 활성산소가 줄어들기 때문에 증세가 악화되지는 않는다. 또한 과립구와 길항작용을 하는 림프구는 면역세포를 활성화하기 때문에 나쁜 항원을 제거한다. 그렇기 때문에 당뇨와 고혈압을 자연치유하기 위해서는 무너진 면역체계를 회복시키는 것이 급선무이다.

밝고 긍정적이며 생활습관이 안정되어 있는 사람이 건강한 이유는 대개 면역체계와 관련이 있다. 심한 스트레스를 받으며 면역체계의 이상으로 면역력이 저하되면 당뇨나 고혈압을 비롯한 생활습관병으로부터 자유로울 수가 없다.

면역체계는 일단 한번 무너지면 회복이 쉽지 않다. 기본적으로 면역체계가 정상적으로 작용하지 못하는 이유는 체내 면역을 담당하는 림프구와 과립구의 균형이 무너지기 때문이다. 면역체계를 보면 교감신경이 항진되면 림프구의 활동은 저하되고 과립구는 증가한다. 반면에 부교감신경이 항진되면 림프구의 활동은 강화되고 과립구의 활동은 저하된다.

그렇기 때문에 최적의 면역체계는 교감신경과 부교감신경의 균형이 잡혀 있어야 한다. 림프구와 과립구의 활동이 정상적으로 작용하면 당뇨나 고혈압이 유발될 수가 없다.

4.

만성체증은 당뇨를 일으키는 숨어 있는 스파이

당뇨 증세는 반드시 만성체증을 수반한다.

"당뇨로 고생하신다면 체증도 있습니다."

필자가 그렇게 말하면 당뇨 증세를 겪는 사람들은 대부분 공감한다. 소화가 잘 된다고 해도 잦은 트림, 복부팽만감이나 가스, 더부룩한 증세 등을 느끼는 사람들이 많기 때문이다.

"체증은 없습니다."

가끔씩은 그렇게 말하는 사람도 있다. 그렇게 말할 수도 있다. 만성체증은 무자각증세가 많다. 심지어 어떤 이는 만성체증이 무엇인지 모르는 경우도 있다.

혈당 400mg/dℓ 이상까지 오르는 H씨의 경우가 그랬다. 그는 식이요법과 운동을 하며 약을 복용하는데도 혈당치가 떨어지지 않는다고 고민을 했다. 그의 두려움은 컸다. 할 수 있는 노력을 다 했는데도 혈당관리가 되지 않는다면 큰 문제다. 만성 합병증의 위험을 잘 알고 있기 때문이었다. 필자는 그에게 만성체증을 내리라고 했다. 그러자 그는 펄쩍 뛰었다.

"체증이라뇨. 소화가 잘 안되긴 하지만 체한 적은 없습니다."

그에게 체증을 확인시켜준 후에 막상 체증을 내리자 그의 혈당은 내려갔다.

"체증이 내려가면서 혈당이 뚝 떨어졌습니다. 체증이 혈당을 올린다는 것을 알겠습니다."

그는 필자의 100일간 완전채식에 동의를 하고 만보계를 구입한 후에 열심히 노력했다.

그의 혈당은 빠르게 조절이 되었다. 130mg/dℓ까지 내리는 데는 한 달도 채 걸리지 않았다. 100일 후 그는 체증을 완전히 내리고 약물을 끊고 정상적인 상태에 있다. 그런 일은 흔하게 있다. 체증을 내리고 대사기능을 항진시키면 췌장이 정상화되고 혈당치도 안정이 되는 것이다. 그러나 대부분의 사람들은 급체는 이해하지만, 만성체증은 모르는 경우가 많다.

체증은 서양의학에는 없는 증세로 일반인들에게는 생소하게 느껴질 수 있다. 현대의학에는 체증으로 음식물이나 노폐물이 소화관에 쌓여 있다고 하면 이를 믿는 의사도 없다.

"내시경을 하면 다 보일 터인데, 무슨 체증이라는 것이 있습니까?"

이렇게 반문하는 사람도 있다. 그러나 내시경을 하면 소화관이 수축되기 때문에 체증이 보이지 않는다. 보이지 않거나 때론 느껴지지 않아도 당뇨와 만성체증의 관계는 필연적이다. 심각한 췌장의 기능저하가 곧 체증의 상태이며 동시에 당뇨의 원인이기도 하기 때문이다.

체증은 급체와 만성체증으로 나눠진다.

● 급체(급성체증)

음식물이 순간적으로 식도에 얹히거나 막혀 급성으로 나타나는 증세이다. 음식물 자체가 문제가 있는 경우도 있고 간혹은 음식물을 먹는 중에 놀라거나 긴장을 하면 식도 양쪽에 있는 횡격막이 긴장하여 식도를 조이거나 막아서 생기는 경우도 있다. 그렇게 되면 교감신경이 급 항진되어 머리가 아프고 손이 차가워지며 어지럽고 매스꺼우며 무기력하게 된다.

● 만성체증

급체가 반복되면 만성체증이 된다. 일반적으로 급체가 되면 3일에서 7일 이내로 소화관시스템이 정상화된다. 그러나 한번 급체에 걸릴 때마다 체기가 잠복하는 경우가 많기 때문에 만성체증이 유발된다. 또 만성체증은 약 60% 이상이 무자각으로 증세를 못 느끼거나 그것을 모르는 경우가 많다. 그러나 만성체증이 되면 당뇨나 고혈압은 필수적으로 수반된다. 대사기능이 저하되기 때문에 당뇨, 고혈압, 암 등 대사증후군 질환의 주요원인이다.

만성체증의 대표적인 자각 증세(소화관의 불편한 증세가 있다.)

❶ 갑작스레 소화가 잘 되지 않고 배속이 더부룩하다.

❷ 상체에 열감이 일어나며 머리가 무겁고 피로감이 생긴다.

❸ 음식이 목에 걸린 것 같거나 배가 그득 찬 느낌이 있다.

❹ 명치 부위가 결리며 답답한 느낌이 들고 불편하다.

❺ 트림이 잘 나고 속이 메슥거리는 증세가 수반한다.

❻ 상복부의 타는 듯한 통증이 느껴지고 구역질이 일어난다.

❼ 아랫배가 더부룩하며 설사 등이 나타나며 속이 불편한 느낌이 있다.

❽ 이마에 식은땀이 흐르고 뒷목이나 뒷머리에 열이 나며 미세한 통증이 있다.

❾ 손발이 차가워지고 기운이 없어지며 두통이 나타나기도 한다.

❿ 기분이 우울해지고 힘이 없고 나른해지며 불쾌감이 일어난다.

체증의 대표적인 무자각 증세의 특징(소화관의 불편한 증세가 없다.)

⓫ 소화에도 별 문제가 없고 배속이 더부룩한 증세도 없으면서 배가 나온다.

❶❷ 상체의 열감을 잘 못 느끼지만 화가 잘 나며 상기증을 느낀다.

❸ 음식을 폭식하거나 대식을 하며 트림을 잘하며 가스배출을 잘
한다.

❹ 명치와 복부 부위가 단단하게 뭉쳐 있으며 팽만감이 있다.

❺ 어깨와 등의 근육경직이 잘 생기며 허리가 아프거나 관절이 약
하다.

❻ 손과 발이 차며 얼굴이나 종아리가 잘 붓는다.

❼ 기분의 변화가 많고 조울증이 있으며 피로감을 자주 느낀다.

❽ 식탐이 많아지며 늘 기운이 없고 피로감이 많다.

❾ 뒷목이 뻣뻣하고 어깨와 등이 경직되며 뻐근하다.

❿ 부정적이며 매사 비판적인 경향이 있고 성격적으로 밝지 않다.

이상의 증세에서 10개 이상 체킹이 되면 만성체증에 해당된다.

만성체증이 있는 분들에게 물어보면 대개는 내당능장애이거나 초
기의 당뇨 혹은 중기의 당뇨가 있다. 또 당뇨가 있는데도 자각증세
가 없는 경우에는 경추와 흉추를 만져보면, 만성체증에 걸려 있음을
확인할 수 있다. 당뇨 자체가 췌장, 즉 소화기능의 저하로 인해 발생
하는데, 어떻게 만성체증과 무관할 수 있겠는가. 9m의 긴 소화관의
핵심은 췌장이고, 소화기능이 저하되면 췌장의 기능저하가 되는 것
은 당연한 일이다. 그렇기 때문에 췌장과 밀접한 관계가 있는 만성
체증은 당뇨를 유발하는 스파이로서 작용력을 지닐 수밖에 없다.

　따라서 당뇨로부터 벗어나기 위해서는 만성체증부터 자연치유해야 한다.

　실제 당뇨에 만성체증이 수반될 때, 그 직접적인 원인인 체증을 해소하면 자연히 혈당이 내리고 건강을 회복하는 것이다.

5.

당뇨, 고혈압, 체증의 원인과 자연치유의 원리

당뇨와 고혈압, 체증은 혼재하는 증세이다.

대사증후군의 관점에서 보면, 이 세 가지 증세는 제각기 따로 나타나는 것이 아니다.

KBS 생로병사의 비밀 '대사증후군─3명중의 1명이 걸린다.' 에서 "대사증후군은 한 가지가 생기면 다른 증세도 생기기 쉽다. 또 대사증후군은 포괄적인 대사 장애로 당뇨와 고혈압이 한꺼번에 나타나는 특징이 있다."고 했다. 실제 당뇨와 고혈압은 동시에 오거나 당뇨가 만성화되면 고혈압이 유발되며, 체증은 자연히 수반이 된다. 기본적으로 이들 증세들은 면역체계가 무너짐과 동시에 대사의 기능에 이상이 생기며 나타나기 때문이다. 대사증후군이 초기에 무자각인 것과 마찬가지로, 초기의 당뇨나 고혈압, 체증도 무자각인 경우가 많다. 당뇨는 내당능장애를 거쳐 소갈증의 초기 증세가 나타나기 전엔 거의 무자각이다. 당뇨증상이 나타나면 이미 많이 진행된 상태다. 고혈압도 마찬가지이다. 초기에는 뚜렷한 자각증세가 없는 경우가 많다. 그러나 당뇨, 고혈압, 체증은 서로 혼재하여 호환하는 관계이다. 특히 체증은 대사증후군의 주요원인이기 때문에 빨리 자연치유를 해야 한다. 따라서 체증이 유발되지 않도록 해야 하며, 당뇨와 고혈압이 발생할 수 있는 요인을 미리 제거하는 것이 좋다. 따라서 당뇨와 고혈압, 체증이 유발되는 근본적인 원인을 알면 자연치유는 쉽게 할 수 있다.

당뇨와 고혈압, 체증을 유발하는 원인

● 교감신경 항진증

심한 스트레스로 인한 교감신경 항진증은 당뇨와 고혈압, 체증을 일으키는 주요원인이다.

교감신경이 항진되면 가장 먼저 영향을 받는 것은 소화관의 수축이다. 또한 식도와 횡격막이 긴장함으로써 체증이 유발된다. 그렇게 되면 연쇄적으로 소화관의 핵심인 췌장기능이 저하된다. 혈당이 오르거나, 심혈관계의 기능이 저하되면서 혈압이 상승된다.

● **면역체계의 이상**

면역체계는 자율신경의 균형을 통해서 정상적인 작용을 한다. 그런데 자율신경인 교감신경과 부교감신경이 불균형한 상태가 되면 면역체계가 무너진다. 교감신경이 항진되면 림프구에 비해 과립구가 과잉 활성화 된다. 이와 동시에 대항작용을 하는 부교감신경이 저하되어 소화기능이 저하되며 체증이나 당뇨, 고혈압이 유발된다.

● **대사기능의 저하**

지나치게 동물성식품을 많이 섭취하면 상대적으로 영양 불균형이 생긴다. 단백질과 지방, 탄수화물은 과잉공급이 되고 효소, 미네랄, 비타민은 결핍이 되는 현상이다. 그렇게 되면 체내의 대사기능이 저하되며 소화관의 기능이 저하된다. 대사기능 저하로 인해 소화관의 이상이 오면 췌장의 기능이 약화되어 당뇨가 온다. 또한 심장의 기능이 약화되면 고혈압이 온다.

● **상기조열증**

열이 가슴과 머리로 오르는 상기증이 생기면 조열이 심해지고 체내의 항상성이 무너진다. 상기가 되면 자연히 내장은 차게 되며 상체의 열이 많아진다. 그렇게 되면 체내수분이 부족해지고 순환계나 내분비계의 이상이 초래된다. 당뇨, 고혈압, 체증에 걸린 체질들은 모두 공통적으로 상기조열증이 있다는 공통점이 있다.

● **내분비계의 이상**

장기의 기능저하로 인한 내분비계의 이상은 각종 병리현상을 일으킨다. 체내의 항상성이 무너지면서 각종 조절시스템의 이상을 초래한다. 혈당조절이나 혈압조절, 소화관의 음식물통과와 소화, 흡수의 조절까지 문제가 생긴다. 당뇨, 고혈압, 체증의 주요원인도 내분비계와 밀접한 관련이 있다. 내분비계의 이상은 각종 질병을 일으키는 원인이 된다.

당뇨, 고혈압, 체증의 원인을 알면 자연치유는 쉽다.

● **면역시스템의 이상으로 인한 병은 크게 나누면 두 가지 종류가 있다.**

림프구의 부족으로 인해 발생하는 병과 림프구의 과잉분비로 발생하는 병이다. 교감신경이 항진되면 과립구가 증가하고 부교감신경이 항진되면 림프구가 증가한다. 그런데 이들 림프구와 과립구는 서로 대항작용을 하기 때문에 불균형이 생긴다. 즉 림프구가 증가하면 과립구는 줄어든다. 반대로 림프구가 줄어들면 과립구는 증가하여 병이 발생한다.

● **면역시스템의 이상을 초래하는 두 가지 원인과 병의 종류**

❶ 교감신경 항진 : 림프구 감소 / 과립구 증가―감기, 암, 당뇨병, 고혈압, 체증, 염증성 질환 등

❷ 부교감신경 항진 : 림프구 증가 / 과립구 감소 - 알레르기, 교원
병, 아토피성 피부질환 등

이러한 원리로 보면 당뇨, 고혈압, 체중도 면역시스템이 복원되면
자연히 개선된다.

그렇게 하려면 면역체계가 무너진 그 근본원인인 교감신경의 긴
장을 이완하는 것이 우선이다. 교감신경이 이완이 되면 상대적으로
수축되어 있던 부교감신경이 항진이 된다. 부교감신경이 활성화되
면 소화기관과 배설기관이 확장된다. 위와 췌장, 소장, 직장의 배설
기능이 강화되어 만성체증이 해소되며, 그 결과 체내 축적된 독성물
질과 노폐물이 확장된 소화관과 배설관으로 빠져나간다.

그렇게 기본적으로 면역체계가 안정이 된 후에는 내장이 따뜻하
게 하고 상기조열증을 자연치유하는 과정이 있다. 내장 저체온증은
상기조열증과 연관성이 많은 증세로서, 내장이 따뜻해지면 자연 상
기조열증은 사라지게 된다. 심한 상기조열증은 따로 자연치유를 하
여 체내의 음양이 안정되도록 해야 한다. 그렇게 되면 내분비계의
이상 역시 자연치유가 된다.

위의 5가지 원인은 상호의존적 관계이거나 연쇄적 증세이다. 한
가지가 치유되면 유기적으로 자연치유가 되는 경우가 많다.

실제 자연치유의 핵심은 면역시스템의 복원이며 그로 인해 심신
이 안정되어 건강이 회복되는 것이다. 따라서 자연치유를 위해서는

근본원인을 알고 제거하는 것이 가장 중요하다.

　실제 면역시스템을 정상화하여 위의 5가지 근본적인 원인을 제거하면 완전한 건강을 회복할 수 있다. 평생 관리하는 난치나 불치병은 근본적인 원인치유를 하지 않았기 때문이다. 근본적인 원인을 제거하면 완전한 건강으로 회복될 수 있는 것이다.

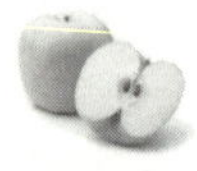

TIP #5

대사기능저하와 삼초(三焦)의 병리(病理)

당뇨의 주원인이 대사기능저하라는 기전은 이미 2천년 전 황제내경에서부터 밝혀져 있다.

한의학에서는 당뇨를 소갈로 표현하며 삼초(三焦)의 기능과 연결시켜 놓고 있다.

소갈(당뇨)의 기본병리는 음허조열(陰虛燥熱)이라 하였고, 소갈의 종류 즉 진행 상태를 상초, 중초, 하초로 분류하고 삼초(三焦)에 속한다고 했다. 즉 삼초(三焦)의 기능 저하로 설명하고 있다. 그것은 현대의학이 당뇨를 대사성 질환으로 규정하는 것과 동일한 의미이다.

대사증후군이 당뇨, 고혈압, 암의 주요 원인이 된다는 사실과 한의학의 삼초(三焦)의 기능저하는 엄밀한 의미에서 맥락이 같다. 생물학적으로 대사기능은 세포 속의 원형질이 노폐물을 내보내고 새로 영양물을 섭취하여 그 부족을 채우는 작용이다. 그런데 한의학에서의 삼초의 기능이 바로 그런 의미와 같은 작용을 하기 때문이다. 대사기능저하와 삼초(三焦)의 기능 저하는 용어만 다를 뿐, 내용이나 작용은 동일하다. 따라서 당뇨의 주원인이 대사기능의 저하라는 사실을 확실히 알기 위해서는 삼초(三焦)가 무엇인지를 알아야 하고 그 기능을 알아보는 것이 필요하다.

삼초(三焦)는 오장육부 중 실질적인 형체는 없고 기능만 있는 육부(六腑)의 하나이다. 삼초(三焦)는 문자 그대로 세 가지(三) 기능으로 작용하는(焦) 곳으로 상초, 중초, 하초로 구성되어있는 체내 태양의 집(丙火之府)이다. 〈황제내경〉에서 삼초(三焦)는 '결독지관(決瀆之官)' 이라 표현하였는데, 이는 생활을 영위하는데 있어서 운화(運化), 섭식(攝食), 배설(排泄)하는 작용, 즉 대사기능을 한다는 뜻이다.

삼초의 구분과 기능의 범위

■ 상초(上焦)

심장과 폐를 중심으로 하는 흉부를 관장한다. 심폐는 기를 다스려 기혈의 운화(運化)로 심장의 혈액순환과 폐에 의한 산소공급을 하는 기능을 한다. 상초가 중, 하초에 미치는 영향은 초조하거나 근심걱정이 있으면 소화가 덜 된다. 그러다가 오래 되면 아래까지 기운이 내려오지 않아 하초가 처지고 차진다.

■ 중초(中焦)

비장과 위장, 간장 등을 중심으로 하는 복부를 관장한다. 비장을 비롯한 소화기의 기능을 주관하며 음식물의 섭식(攝食)과 순화작용을 하며 진액을 흡수하여 오장육부의 전신조직에 공급하는 기능을 한다. 중초가 상, 하초에 미치는 영향은 위에 부담이 가면 두통, 현기증, 눈곱, 짙은 코, 구취, 여드름, 가래기침, 편도비대 등이 흔하며, 냉대하, 월경불순 등이 생기기 쉽고, 허리나 다리가 아프거나 약해진다.

■ 하초(下焦)

신장과 방광 등을 포함하는 하복부를 관장한다. 체내의 불필요한 수분을 대변과 소변으로 배설(排泄)하는 기능을 한다. 하초가 중, 상초에 미치는 영향은 아래가 차거나 기체가 있을 때는 소화력도 떨어지며, 월경 때 오심 구토, 식욕부진이나 식욕항진을 호소하는 사람도 있다. 아래가 허냉하면 위로 허열이나 허번증이 잘 생기며, 현훈, 두통, 불면, 심계 등도 잦다.

이상의 삼초(三焦)의 병리를 보면, 당뇨의 증세와 대략적으로 일치하는 것을 알 수 있다. 따라서 당뇨의 치유는 대사기능을 정상화하는 데서부터 출발하는 것이 당연한 것이다.

제 6장

췌장이 살면
당뇨는 물러난다.

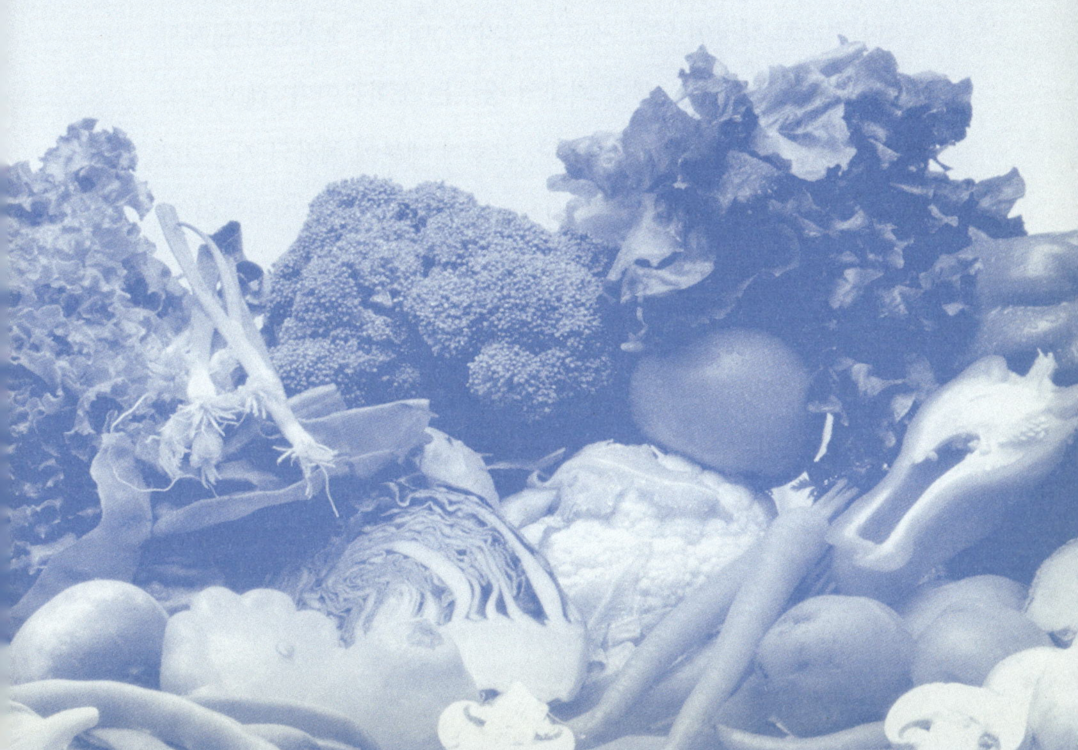

1.

당뇨를 유발하는 9m 소화관의 문제와 적과 취

췌장은 소화관의 핵심적인 장부이다.

소화관의 문제가 있으면 췌장의 기능은 자연히 저하된다.

선천적으로 췌장이 약한 체질은 있지만, 대개는 소화관의 문제로 인해 췌장이 약화된다. 체내 최대의 장부는 소화관이며, 췌장은 소화와 흡수의 막중대사를 맡고 있다. 그렇기 때문에 췌장의 기능저하와 당뇨의 관계는 절대적이다. 실제 당뇨 증세를 겪는 사람들의 약 20~30%가 위 운동장애가 발생해서 복부팽만감, 구토, 통증 등의 증상이 나타난다. 또한 대부분 소화기능의 저하를 겪고 있다. 그것으로 미루어보면 당뇨는 소화관을 비롯한 췌장의 기능저하와 직접적인 관련이 있음을 나타낸다. 실제 9m나 되는 거대한 소화관은 췌장의 기능과 연결되어 있고 당뇨를 유발하는 주요한 원인이 된다.

소화기관의 시스템은 입-식도-위장-12지장-소장-대장-직장-항문으로 되어 있다.

그런데 이 소화기관은 위장, 소장, 대장 이렇게 따로 작용하는 것이 아니다. 8개의 컨베이어 시스템으로 통합적 유기체로 작용한다. 따라서 소화기의 시스템은 8개 특정구간의 소화기들이 작동하는 유기적 통합체의 기전이다. 생물학에서의 기전이란 뜻은 생명체의 생리작용의 기계적인 작동원리인데, 소화기의 작동원리는 식도에서 항문까지 9m터의 소화관이 일원적 기전이다. 그런데 이 소화기관의 시스템을 통제하는 핵심은 췌장이다. 만약 이 소화기관의 문제가 생기면 췌장은 직접적인 영향을 받는다. 즉 췌장의 기능이 저하되는 것이다.

소화관을 지키는 8개의 관문

소화관의 8개 관문은 외부의 음식물에 대해 철저한 검열과 단속을 위한 기능을 한다.

입과 혀를 통과했다고 해서 곧장 소화와 흡수의 공정에 들어가는 것은 아니다. 입과 혀를 통과해도 식도에서부터 엄격한 통제를 한다. 상한 음식이나 독극물, 오염된 음식 등에 대해서 강한 반발력을 지니고 있다. 그렇기 때문에 받아들일 때는 8개의 관문이 열리지만

거부할 때는 구토를 비롯한 토사곽란까지 일으킨다. 또한 이 8개 관
문의 문제가 발생하면 소화관 전체의 기능이 약화되고 대사기능을
떨어뜨리며 췌장의 기능을 급격히 저하시킨다.

소화관 8개의 관문

❶ 첫 관문인 입술의 순문 − ❷ 치아의 치문− ❸ 인후의 인문 −
❹ 식도와 위장 사이의 분문 −❺ 위장과 소장사이의 유문 − ❻ 소
장과 대장사이의 난문 − ❼ 대장과 직장사이의 백문 − ❽ 마지막
관문인 항문

이 8개의 관문은 음식물 수송을 통과시키는 톨게이트와 같다.

예를 들면, 첫 관문인 입술의 순문은 눈이나 귀, 코, 촉감으로 음
식물을 감별하여 거부감이 들면 음식물을 못 들어가도록 굳게 닫는
다. 밥을 먹기 싫은 사람이 입을 굳게 닫고 있는 것이 입술의 문, 즉
순문의 기능이다. 그와 같은 원리로 소화관의 8개 관문은 작용을 하
며 대사의 기전에 중요한 작용을 한다. 그래서 소화관의 관문에 이
상이 생기면 그 해당 소화기관의 기능을 저하시키는 작용을 한다.
예를 들면, 인문의 이상이 생기면 구토, 통증, 위산역류, 역류성 식
도염 등을 유발하고 분문의 이상이 생기면 위경련이나 위기능 저하
가 일어난다. 또한 유문에 영향을 주기 때문에 위장의 음식물이 소
장으로 통과를 잘 시키지 않는다. 그렇게 되면 나머지 관문도 전반

적으로 기능이 저하되며 소화기의 연동운동이 약화된다.

따라서 이 8개의 관문이 제각기 소화기와 밀접하게 관련이 있고 소화관의 문제가 발생하면 췌장은 직접적인 영향을 받는다. 대개 소화관의 문제는 만성체증이 되며 그 상태가 오래되면 내장에 뭉치가 형성되어 적취(쌓여서 모인 덩어리)가 된다. 일단 적취가 되면 잘 치유가 되지 않고 오래 되면 췌장기능을 저하시켜 당뇨를 유발하는 주요원인이 된다.

● 적취의 구분과 증상

취(聚)는 체기가 처음 생긴 초기 증상이다.

가슴이 답답하며 위장의 연동운동이 저하되어 기력이 빠지는 증세가 느껴지는 상태이다.

양의 증세로 일정한 위치가 없고 발작 후에 만져지지 않는다. 누르면 연한 감이 있으면서 움직인다. 부에 있으며 증세가 가벼운 편이다.

적(積)은 취의 증세가 오래가면 음식부패물이 위장에 쌓이는 '적'이 된다. 음증으로 소화관에 단단한 물체가 있어 누르면 심히 아프다. 통증 부위가 일정한 위치에 있고 이동하지 않는다. 장에 있으며 증세가 무겁다.

대부분의 당뇨증상은 적이나 취를 수반한다. 그래서 적취로 인한 소화기계의 시스템에 혼란이 생겨 신호체계가 무너진다. 그 결과 췌장의 기능에 심각한 이상이 생기며 대사기능의 저하로 당뇨증상이 심해진다.

적취의 증세는 복통이 일어나기도 하고 속이 메스껍고 트림이 자주 나기도 한다. 속이 울렁거리거나 구토·멀미 증상이 심해진다. 심지어 독소가 발생하여 간장의 기능이 저하된다. 간장이 해독작용을 다하지 못하고 간장에 무리가 온다. 소화가 잘 안되며 간장 기능이 나빠지면서 속이 메스껍고 울렁거리는 증상이 심해진다. 피로감, 불안, 초조증이 일어나기도 한다.

그런데 문제는 적취의 증세가 무자각인 경우가 많다는 점이다. 소화관의 신호체계가 무너진 경우엔 췌장의 기능이 저하되어도 별다른 증상을 못 느낀다. 그렇게 되면 적취는 내장의 기관에 영향을 미치며 각종 증상을 악화시킨다. 실제 당뇨증상이 심각한 사람은 반드시 적취가 있다. 가벼운 당뇨도 적취가 있는데, 당사자는 모르는 경우가 많다.

● **적취의 자연치유법**

적취는 사기(나쁜 기운)이므로 정기를 보하면 저절로 없어진다.

정기를 보한다는 것은 면역기능저하의 주요 원인인 효소, 미네랄, 비타민을 보충하는 통합적 요법을 필요로 한다. 영양 불균형의 개선이 되면 적취는 자연치유력으로 사라진다. 그러나 심각한 적취는 쉽게 사라지지 않기 때문에 집중적으로 자연치유를 하는 것이 좋다. 적취가 사라지면 췌장의 기능이 복원되어 당뇨의 주요한 원인이 해결될 수 있다. 따라서 먼저 영양 불균형의 개선을 통해 면역체계를 안정시키고 대사기능을 강화시켜주는 것이 필수적이다. 그리하여 적취가 제거되면 췌장기능이 정상화되면서 인슐린 분비나 인슐린흡수력이 높아지게 되는 것이다.

2.

간장과 스트레스 VS 췌장과 인슐린

인슐린을 분비하는 랑겔한스섬과 간장의 관계

최근에 당뇨병 완치에 '청신호'라는 뉴스가 대서특필된 적이 있다. 원숭이에게 돼지 췌도를 이식하여 성공했다는 실험결과였다. 이종간 처음으로 면역거부 난제를 해결했다는 점에서 학계의 비상한 관심을 끌었다. 실험내용은 정상적으로 인슐린을 분비하는 돼지의 췌도 세포를 당뇨 원숭이의 간 혈관에 주입해 혈당조절이 가능하도록 한 것이었다. 체내 혈당수치가 450mg/dℓ에서 정상인 80~90mg/dℓ로 떨어졌고 면역거부 반응 없이 7개월째 건강하게 살고 있다고 밝혔다. 그 실험에서 주목해야 할 점은 돼지의 췌도 세포를 원숭이의 간 혈관에 주입했다는 점이다. 그것은 췌장의 췌도세포(랑겔한스섬

베타세포)와 간의 관계가 밀접하다는 사실을 알려주고 있다. 실제 당
뇨에서 간과 췌장은 밀접한 관계를 지니고 있다. 간장과 췌장의 불
균형이 인슐린 분비나 인슐린 저항성에 직접 영향을 미치기 때문이
다. 그래서 간장과 췌장의 관계를 제대로 파악하는 것이 매우 중요
하다. 간장은 인체의 화학공장으로 혈액을 비롯한 내분비나 효소 등
각종 물질대사에 관여를 한다. 이로 미루어보면 간장과 췌장은 밀접
한 관계가 있다.

간장과 스트레스

간은 정신적 활동과 감정에 직접적인 영향을 미친다.

체내 화학반응이나 영양대사의 대부분을 담당하여 대사기능을
조절하거나 유지하는 작용을 한다. 인체 외부나 내부의 모든 반응
은 간장이 받으며 특히 스트레스는 직접적인 영향을 받는다. 장중
경은 〈금궤요략〉에서 간장의 기능저하가 소갈(당뇨)가 된다고 밝혔
다. 간장의 화기가 음액을 고갈시켜 진액이 마르고 조열(燥熱)이 당뇨
를 일으킨다고 했다. 실제 인체는 스트레스가 가중되면 인슐린감수
성이 저하된다. 또 부신피질 호르몬인 카테그르아민 등이 혈당을 상
승시키는 물질을 분비하여 체내 혈당조절기능이 저하됨으로써 당뇨
가 유발된다.

스트레스는 그만큼 강력하게 간장의 기능을 저하시키고 내장의

기능을 떨어뜨린다.

간장과 대사의 기능

간장은 특히 지방대사나 당질대사에도 중요한 작용을 한다.

그래서 간 기능이 좋지 못하면 혈액 속에 지방질이나 당질이 많아져 지방간, 고지혈증, 당뇨병을 유발할 수 있다. 그러한 사실은 간장으로 들어오기 전인 문맥의 혈액 속에 인슐린 농도가 간을 통과한 이후의 인슐린 농도보다 무려 3배 이상 높다는 것으로 알 수 있다.

그것은 췌장에서 분비된 인슐린 중의 대부분이 간에서 이용된다는 뜻이다. 그 나머지는 체내의 다른 부분에서 이용된다. 간은 당대사에 있어 가장 중요한 장기이다. 그래서 간 기능이 약화되면 인슐린의 이용도가 낮아져서 혈당조절이 안되고 당뇨병에 걸리기 쉬워진다.

실제 간에서의 인슐린 대사가 좋지 않으면 혈당조절이 잘 되지 않는다. 그뿐 아니라 혈중 중성지방농도가 높아지게 되어 지방간과 고지혈증이 생긴다. 따라서 당뇨가 있으면 간장의 상태를 정기적으로 검사하는 것이 필요하다. 만약 당뇨가 없어도 지방간이 있다고 진단을 받으면 당뇨나 고혈압, 고지혈증이 등이 생길 가능성이 높아지기 때문이다.

이러한 간과 췌장의 원리는 실제 임상에서도 증명이 되고 있다. 예를 들면, 당뇨와 고혈압을 4개월 만에 완치할 수 있다는 주장을 하는 N약사의 기사를 보면 그 사실을 확인할 수 있다. 실제 체험자들의 생생한 완치사례를 소개했고 빈혈치료용 철분제와 보조역할을 해 줄 간장약을 4개월만 복용하면 완치가 된다고 하는 그의 주장이 실려 있다. 그는 저서에 부제로 '비만, 고지혈, 고혈압, 당뇨가 4개월 안에 완치 된다' 라고 당당히 선언하고 있다. 필자는 그의 이론에 공감하며 그의 완치선언을 인정한다. 당뇨완치는 간장과 췌장의 기능이 정상화되는 것을 의미하기 때문이다.

● 췌장이 살아야 인슐린이 분비된다.

췌장은 인슐린의 어미다. 췌장 내에 있는 랑겔한스섬 베타세포는 췌장이 품고 있는 자식과도 같다. 췌장과 인슐린은 절대 뗄 수 없는 관계다. 그런데도 현대의학은 당뇨를 기질적 치료의 관점에서 보기 때문에 인슐린에 주목한다. 그러나 어미 없는 자식이 존재할 수 없듯이 인슐린보다는 췌장이 우선한다는 것이 체질의학의 기능적 관점이다. 실제 손상된 췌장이 좋아지면 랑겔한스섬의 베타세포는 복원이 되며 인슐린 분비가 활발해진다.

● 당뇨의 근본원인이 되는 췌장 살리기

현대의학은 대증요법으로 어떤 특정장기가 약해졌을 때 기질적인 분석을 하며 주사나 약물요법으로 관리하거나 치료를 한다. 근본적으로 특정장기의 기능을 강화하는 방법이 없다. 그러나 체질의학은 특정장부기 약화되면 기능적인 분석을 하여 통합적 요법으로 최대한 기능을 강화하는 자연치유력을 높인다. 그 차이점은 췌장 살리기로 나타난다. 현대의학은 인슐린을 주사하고 혈당강하제를 복용하지만 정작 췌장 살리기의 보강법이 없다. 그러나 당뇨 자연치유의 근본적인 원인이나 목표는 췌장이다. 췌장의 기능이 강화되면 인슐린이나 인슐린 저항성 자체가 사라지기 때문이다.

췌장을 살리는 자연치유법

췌장을 살리는 최고의 자연치유법은 5가지가 있다.

❶ 9m 소화관이 정상적인 가동치를 지니도록 하여야 한다. 만약 그 소화관이 약화되거나 작용을 하지 못하면 가장 빨리 췌장이 영향을 받는다.

❷ 간장의 기능을 최대한 강화하도록 한다. 이미 전술한 바와 같이 간장은 췌장의 기능과 인슐린 작용을 살리는 첫 번째 건강의 요충지이다. 간장의 기능이 좋아지면 췌장의 기능은 자연적으로 좋아진다.

❸ 스트레스나 감정조절을 잘 해야만 간의 기능이 저하되지 않는다. 간장은 스트레스나 감정에 굉장히 민감하기 때문에 스트레스를 해소하며 감정조절을 통해 늘 웃고 긍정적으로 사는 노력이 필요하다.

❹ 폐와 신장의 기능을 강화하여 내장의 밸런스를 강화하여야 한
다. 폐나 신장의 기능이 약화되는 것은 소갈(당뇨)을 악화시키는
주요한 원인이 되기 때문에 충분히 에너지공급을 하며 정상적
인 작용을 하게 한다.

❺ 췌장의 기능을 회복할 수 있도록 면역영양요법을 한다. 췌장의
기능을 강화하는 미네랄, 비타민, 효소와 갈근, 홍삼, 단삼, 택
사 등의 천연약초를 섭취하며 면역력을 강화하는 것이 도움이
된다.

이상의 방법을 꾸준히 실행하면 반드시 효과가 있다.

간장의 기능을 최대한 강화하고 스트레스를 해소하며 소화기가
정상화되면 자연히 췌장은 좋아진다. 그렇게 되면 췌장을 비롯한 인
슐린의 분비와 인슐린 저항성의 문제가 해결이 되며 백세건강을 지
킬 수 있게 될 것이다.

3.

춤추는 혈당에 끌려 다니지 말고
췌장기능을 정상화하라.

춤추는 혈당보다 근본적인 원인제거가 우선이다.

당뇨에 끌려 다니면 혈당은 춤을 춘다.

그것은 혈당의 오르고 내림에 따라 감정의 일희일비로 나타난다. 감정에 따라 기뻤다가 슬펐다하는 변화가 일어나는 것처럼 혈당의 수치도 그러하다. 시험점수를 보고 합격과 불합격의 판단을 하는 것처럼 혈당수치를 보고 충격을 받거나 안도를 하게 된다. 그러나 혈당수치는 근본적인 원인해결의 기준점은 될 수 없다. 특히 약물들로 치료를 하고 있다면, 혈당조절의 기준치로만 보아야 한다. 그런데도 초기의 당뇨 증세를 겪는 사람의 경우에도 춤추는 혈당에 끌려 우선적으로 약물치료를 하는 경향이 있다. 혈당수치에 대한 두려움 때문에 식이요법이나 운동요법을 비롯한 자연치유법으로 근본원인부터 개선할 생각은 않게 된다.

우선은 춤추는 혈당을 조절하기 위해 약물치료가 가장 손쉽기 때문에 그렇게 결정을 한다.

하지만 약물치료로 혈당을 조절하게 되면, 근본적인 원인의 해결과 멀어진다는 것이 문제이다. 혈당조절이 잘 된다고 해서 과연 당뇨의 증세나 문제가 해결되는 것일까?

사실은 전혀 그렇지가 않다.

혈당의 정상수치조절이 다른 효과가 없다는 연구 결과

미국의 재향군인 당뇨병 임상시험에서 1800명의 2형 당뇨병 환자들을 관찰한 결과에 의하면, 6년 뒤에 혈당량이 엄격하게 조절된 그룹과 그렇지 않은 그룹에서의 심장마비나 다른 심장질환 발병률의 차이는 없었다고 한다.

놀라운 일이다. 그러나 명확한 사실을 직시해야 한다. 약물로 춤추는 혈당을 안정시킨다는 것이 단기간의 효과를 나타낼 수는 있다. 하지만 혈당조절일 뿐이라는 것을 명심해야 한다. 혈당이 정상적으로 조절이 된다고 해도 당뇨는 치료되는 것이 아니라, 단지 관리가 되고 있을 뿐이다. 그 이유는 당뇨는 단순히 혈당의 수치 문제가 아니라, 췌장이나 대사기능의 저하를 비롯한 체질적인 문제이기 때문이다. 그런데도 여전히 춤추는 혈당에 끌려 다닌다면, 약물치료로 인한 악순환의 고리를 끊을 수 없다는 것은 안타까운 일이다.

주사나 약물이 혈당조절에는 효과적이다. 하지만 근본적인 원인을 개선하지 못한다면 결과는 악순환으로 이어진다. 혈당이 완벽한 수치로 안정되고 있다고 해도 근본적인 문제는 개선되지 않는다. 오히려 약물로 인한 부작용으로 췌장이 약화되고 염증을 유발하는 화학물질로 인해 당뇨가 만성화된다. 지금까지의 현대의학적 약물치료의 결과는 명확하게 드러나 있다. 약물로 인해 당뇨가 호전되지 않는다는 것이 그 결론이다.

● 약물투여가 해결책은 아니다.

엄청나게 많은 사람들이 당뇨의 약물치료를 받고 있다.

그러나 그럼에도 불구하고 당뇨가 만성화되며 합병증으로 시력이나 수족을 잃고 고통을 받고 있다. 만약에 약물치료로 인해 근본적인 원인이 개선이 된다면 그런 일이 왜 일어나겠는가. 당뇨의 주사나 약물투여는 해결책이 될 수 없다. 심지어 어떤 당뇨의 약물들은 체중을 증가시키거나 혈당을 춤추게 하기도 하고 증세를 악화시키기도 한다는 보고가 있다.

2008년 ACCORD연구에 의하면 약을 많이 복용하고 공격적인 치료를 받은 당뇨인들의 사망률이 약을 가능한 적게 복용하고 다른 치료법과 함께 병행한 당뇨인들보다 22%나 높았다고 한다. 그렇다면 당뇨의 혈당조절에 안심할 수 없다는 것은 명확한 사실이 될 수밖에 없다. "달을 가리키는 손가락을 보지 말고 달을 보라."는 유명한 구절이 있다.

당뇨에서의 혈당수치는 손가락일 뿐이다. 물론 손가락을 보지 않고는 달을 볼 수 없지만, 중요한 것은 달이다. 당뇨에서는 췌장의 기능이 정상화되는 것이 목적이다.

따라서 인슐린투여나 약물치료는 필요하지만, 근본적인 원인과는 관계가 없다. 또한 그것은 혈당조절시스템을 정상화하는 것이 아니라, 약물로 인한 혈당조절에 그친다. 그러므로 근본적인 해결책은 대사기능을 강화하여 췌장의 기능을 정상화해야 한다. 췌장이 살아야 당뇨가 물러나는 것이다.

● **손상된 췌장을 복원하면 혈당은 정상화된다.**

〈한국인 당뇨병 원인을 찾았다〉는 기사가 나온 적이 있다.

인슐린이 제 기능을 못해 생기는 당뇨병(제 2형 당뇨병)의 원인이 인슐린을 만드는 베타세포의 양이 감소됐기 때문이라는 연구결과가 나왔다. 강남성모병원 내분비내과 당뇨병 치료팀 손호영. 차봉연, 윤건호교수팀은 사후 장기를 기증한 정상인 13명과 당뇨환자 25명의 췌장조직에서 인슐린을 분비하는 베타세포의 양을 측정해 비교한 결과, 당뇨병 환자의 베타세포양이 정상인보다 큰 폭으로 줄어들었음을 확인했다고 밝혔다. 연구팀에 따르면 정상인(170㎝－70㎏)의 베타세포량은 평균 1.5g으로 측정됐으나. 정상인과 같은 체형의 당뇨환자(170㎝-70㎏)는 1g이하로 50% 적었다. 또 인슐린을 분비하는 베타세포의 양이 정상인은 60%인데 반면, 당뇨환자는 40%에 불과했다. 반면 인슐린과 반대로 혈당을 올리는 역할을 하는 글루카곤을 분비하는 알파세포는 정상인이 15%인 반면, 당뇨환자는 30%로 두 배 가량 높았다. 손 교수팀은 "한국인들에게 많은 제 2형 당뇨병의 경우 베티세포는 감소하고, 알파세포는 증가하는 것이 확인됐다"며 "베타세포를 증가시키는 약제를 개발하기 위한 연구가 필요하다"고 말했다.

이상으로 미루어보아도 당뇨가 췌장의 손상과 관련이 있음을 나타낸다. 당뇨의 상태는 췌장의 손상이 고착화되어 있고 건강 체질은 췌장의 기능이 양호한 것을 뜻한다.

따라서 당뇨를 자연치유 한다는 것은 손상된 췌장의 복원이 핵심이다. 자연치유력을 췌장 중심으로 하는 것이 마땅하다. 인슐린이나 혈당수치는 드러난 현상일 뿐이다. 실제 당뇨체질의 문제는 췌장이 핵심이기 때문이다. 그런데 "베타세포를 증가시키는 약제를 개발하는 연구가 필요하다."고 하지만 그 약제를 개발하지 못하는 것이 현대의학의 한계이다.

현대의학의 대증요법은 베타세포의 어미인 췌장을 보해주는 시스템의학 즉 체질의학의 자연치유법에 대한 연구가 전무하며 특정장기의 보법에 대한 약제는 만들지 않기 때문이다.

　반면에 체질의학의 원리로 통합적 요법을 실행하면 손상된 췌장의 기능을 회복하여 베타세포를 증가시킬 수 있다. 베타세포를 증가시키기 위해 그 어미인 췌장기능을 자연치유로 회복시키면 되기 때문이다.

　실제 손상된 췌장은 정상으로 회복이 될 수 있음이 밝혀졌다. 2004년 하버드 연구팀은 네이처지에 논문을 발표하였는데, 실험동물의 베타세포가 스스로를 재생할 수 있다는 것을 명확히 보여주었다. 유사한 실험을 인간을 대상으로 실행하지는 않았지만, 자연치유력이 강화되면 충분히 회복될 수 있음을 추정하게 한다.

　따라서 당뇨체질은 자연치유력을 손상된 췌장의 기능을 정상화하는데 집중해야 한다. 그러한 방법들은 이 책의 자연치유법에서 두루 제시하고 있다.

4.

몸의 시한폭탄 당뇨합병증을 해체하라.

당뇨합병증은 혈액의 오염과
혈관의 막힘을 통해서 나타난다.

만성적인 당뇨에 시달리게 되면 문제는 심각해진다.

혈액 중의 콜레스테롤과 중성지방 및 각종 노폐물이 혈관을 막음으로 동맥경화증이 유발되며 각종 합병증이 유발된다. 당뇨합병증은 혈액이 탁해지면 혈관을 위협하면서 시작된다. 혈관의 이상으로 인한 심혈관계 질환은 생명과 직접적인 관련이 깊다. 고혈압, 뇌출혈, 심장병, 실명과 족부궤양 등의 다양한 질환이 혈액과 혈관의 이상으로 인해 발생한다. 그 위험성의 실상을 알면 끔찍하기까지 하다.

만성 합병증은 당뇨의 지속기간과 혈당조절에 따라 나타난다.

일반적으로 만성 합병증은 당뇨의 지속기간에 비례하고 혈당의 조절상태에 따라 나타난다.

❶ 당뇨가 시작된 후 3～5년에 신경장애가 일어난다.

❷ 7～8년에 눈의 망막증이 일어난다.

❸ 10년 후에 신장 장애가 발생되기 쉽다.

당뇨는 혈당을 낮추면 눈질환은 76%, 신장질환은 50%, 신경계질환은 60% 줄일 수 있다. 당화혈색소는 7% 이내로 유지하면 미세혈관합병증의 발생을 현저히 억제할 수 있다.

당화혈색소는 8%를 초과하면 합병증의 위험도는 증가한다. 하지만 현재까지는 만성 합병증을 예방할 수 있는 혈당이나 당화혈색소의 절대적 수치는 밝혀지지 않았다. 단, 당화혈색소를 1% 감소시키면 합병증의 위험도 10～30% 감소된다고 한다.

만성 합병증의 원인은 동맥경화증이다.

당뇨의 만성 합병증의 원인은 동맥경화증이다.

동맥경화증은 동맥이 좁아지고 두꺼워지면서 굳어지는 증세이다. 주원인은 혈중의 콜레스테롤과 중성지방이다. 당뇨에 걸리면 혈액 중에 포도당이 많아지면서 끈적끈적해지며 혈관의 이상이 생긴다. 즉 혈관의 심각한 문제가 동맥경화증이며 그로 인한 질환이 만성 합병증이다.

당뇨로 인해 대사기능이 저하되며 혈액이 탁해지면 가장 심각한 타격은 혈관이 받는다.

특히 모세혈관은 노폐물로 가득 차며 막히기 시작하는데, 현대의학에서도 모세혈관의 심각한 혈액순환 장애는 보지 못한다. 다만 굵은 혈관이 거의 막혀 있는 것을 확인할 수 있을 뿐이다.

그래서 혈액이 탁해짐으로써 동맥경화증이 유발되며 모세혈관이 막히는 곳에 만성 합병증이 나타난다. 그러니까 동맥경화가 심해진 부분부터 합병증이 발생한다.

합병증은 모세혈관이 집중적으로 많은 부위부터 발생하는데 신경계, 눈, 신장에서 가장 잘 일어나며 3대 합병증이라고 불려진다. 그밖에는 심혈관계 장애가 있고 피부의 장애 등이 있다. 동맥경화로 혈액순환 장애가 생긴 부분부터 만성 합병증이 발생하는 것이다.

만성 합병증의 종류

혈액이 탁하고 혈관이 막히면 모세혈관이 파괴된다. 그 결과 미세 모세혈관과 신경이 있는 부위, 뇌, 눈, 심장, 신장, 관절, 발, 생식기 등의 기능이 마비되는 것이 만성 합병증의 종류다.

❶ 신경장애는 무감각, 어지럼증, 보행 장애, 이상발한, 괴저장애 등이다.

❷ 안구 망막장애는 당뇨성 백내장, 안저출혈, 당뇨병성 막막증, 실명 등이다.

❸ 신장장애는 신부전, 요독증, 신장병, 당뇨성신증 등이다.

❹ 심혈관계 장애는 동맥경화증, 관상동맥 중상경화증, 고혈압, 협심증, 심근경색 등이다.

❺ 뇌혈관장애는 두통, 뇌출혈, 뇌경색, 치매 등이다.

❻ 피부장애는 농피증, 음부가려움증, 족부궤양증 등이 있다.

❼ 성기능장애는 발기부전, 발기불능, 불감증, 음부소양증 등이 있다.

만성 합병증의 해체는 혈액의 정화와 혈관의 교통정리로 한다.

이상의 만성 합병증에 관한 자연치유법은 혈액정화와 혈관의 교통정리이다.

그렇게 하자면 우선은 혈액의 정화를 위해 영양의 불균형을 해소해야 한다. 기본적으로 영양의 균형을 통해서 대사기능이 정상화되어야 자정작용으로 혈중의 콜레스테롤과 중성지방을 비롯한 노폐물을 해체할 수 있기 때문이다. 영양의 불균형은 과잉영양소는 섭취를 줄이고 결핍영양소는 보충하는 통합적 요법이 가장 효과적이다. 그렇게 하여 혈액을 정화하고 동맥경화증을 치유하여 혈관의 막힌 부분이 뚫어지면 교통정리는 자연히 된다. 그 결과 대사기능이 정상화되고 동맥경화증이 사라지면 만성 합병증의 시한폭탄은 해체되는 것이다.

급성합병증은 대사기능의 급작스런 이상으로 나타난다.

당뇨로 인한 대사기능의 급격한 저하 및 이상으로 급성합병증이 유발한다.

급성합병증은 말 그대로 갑작스럽게 찾아올 수도 있다. 따라서 그런 상황에 접하여 사전에 충분한 지식과 응급초치의 방법을 숙지해야 한다. 특히 급성합병증은 당뇨발견시점부터 사전에 예방하고 자연치유력을 지니도록 하여야 한다.

급성합병증의 종류와 자연치유법

● 케톤산혈증

인슐린 부족상태가 만성화되면 당분을 에너지로 쓸 수 없게 되어 지방질을 분해하여 에너지로 사용한다. 이때 발생되는 케톤산이란 부산물이 혈중에 많아져서 체내의 액성이 산성으로 변한 것이다. 증세는 탈수가 심해 입이 많이 마르고 호흡과 심장박동이 빨라지며 구토, 복통, 혼수상태에 빠진다.

자연치유법은 응급처방으로 수분이나 전해질, 인슐린을 공급해준다. 영양요법으로 혈당을 낮추고 탈수와 전해질의 불균형을 빨리 해결해주어야 한다. 체내의 액성이 산성으로 변하면서 생기는 증상이기 때문에 죽염의 알칼리를 섭취하도록 하여 중성으로 만드는 것이 좋다. 급성이기 때문에 시간을 지체할 수 없어 즉시 병원으로 입원시켜야 한다.

● 비케톤성 고삼투압성 혼수

고혈당성 혼수로 비케톤성 혼수상태를 말하는 것으로서 혈액 내 케톤체의 상승은 없다. 스트레스나 심한 질병, 감염증, 과식, 인슐린 부족, 췌장에 염증이 생겼을 때 주로 나타나는 증상이다. 혈당이 올라가면서 다뇨, 구토, 설사, 복통 등의 위장장애와 함께 탈수현상을 일으키며 몸이 무기력해지고 심하면 혼수상태에 빠질 수 있다. 일부 환자에서는 반신마비나 경련 또는 언어장애 등의 증상이 와서 뇌졸증으로 오인하는 경우도 있다.

자연치유법은 응급처방으로는 수분이나 전해질, 인슐린을 공급해 준다. 탈수현상이 있기 때문에 죽염을 섭취하는 것이 효과적이다. 급성이기 때문에 후 즉시 병원으로 입원시켜야 한다. 신속한 응급조치를 받지 못하면 저혈압에 의한 쇼크와 동반된 질환이 악화되어 사망률이 40~50%에 가깝다.

5.

인슐린수용체를 알면 혈당이 보인다.

인슐린은 세포의 표면에 있는
수용체의 문을 여는 열쇠이다.

인슐린수용체는 복잡한 자물쇠로 채워져 있다.

조금만 필요조건이 충족되지 않으면 문을 열어주지 않는다. 그렇게 되면 혈당은 안으로 들어갈 수 없다. 세포가 에너지가 없어 굶주려 있어도 인슐린수용체의 자물쇠를 열지 않으면 속수무책이다. 수용체가 문을 열어주어야만 비로소 혈당이 들어가고 포도당은 에너지로 전환이 된다. 그런데 그 인슐린수용체의 자물쇠는 특정한 조건에 의해 작동된다.

만약 인슐린수용체의 자물쇠가 잠겨 있으면 인슐린 저항성이 되는데, 당뇨체질의 경우가 이에 해당한다. 인슐린 분비가 정상적으로 되어도 인슐린수용체가 문을 열어주지 않으면 혈당의 문제에 직면한다. 건강체질의 췌장은 혈당이 증가했다고 신호를 보내는 메카니즘이 있어 언제든 적정한 혈당을 유지한다. 그래서 건강체질의 췌장은 세포의 문들을 여는데 필요한 적당한 양의 인슐린을 분비하기만 하면 된다.

반면에 당뇨체질은 인슐린수용체의 문을 열지 못해서 여러 가지 장애를 겪는다. 혈관의 포도당은 바깥에서 배회하며 혈액 중에 모여서 고혈당 증세가 된다.

인슐린 저항성은 이러한 과정을 통해서 나타나며 세포에게 지극히 악영향을 미친다. 포도당은 세포의 연료로 작용하기 때문에 세포가 흡수해야 한다. 그런데 세포가 흡수를 못하게 되면 제대로 작동하지 못하고 뇌는 굶게 되고 에너지의 문제가 생긴다. 그렇게 되면 몸의 전체 시스템이 약화되기 시작한다. 대사의 기능이 저하되면서 각종 병적인 증세가 유발된다.

그렇다고 특정한 약물요법으로 강제로 포도당을 세포내로 집어넣는 것도 문제다. 오히려 세포들이 죽을 수도 있다. 인슐린 저항성을 서서히 변화시켜 인슐린 민감성을 높여 몸의 전체적인 시스템이 좋아질 수 있도록 하는 것이 바람직하다. 우선은 세포가 건강해질 수 있도록 하고 포도당이 미토콘드리아에 적절하게 공급될 수 있도록 하는 것은 핵심이다.

미토콘드리아는 에너지를 생성하는 소기관이다.

미토콘드리아는 진핵세포 안에 존재한다.

생화학적인 연구 결과 미토콘드리아가 세포 속의 발전소 역할을 한다는 점이 밝혀졌다.

크리스테 부위에서 산화적 인산화 반응을 통해 생명체의 에너지인 에이티피(ATP)를 합성한다. 인체의 에너지생성의 기관으로 모든 지방과 당을 태우도록 돕는 역할을 한다.

미토콘드리아는 기능이 저하되면 에너지 생성이 약화되어 조직과 기관의 질병을 초래한다. 기능 저하의 원인은 체력소진, 에너지과부하, 영양 불균형, 심리적 위축, 부정의식, 스트레스, 무기력 등이다. 특히 미토콘드리아의 기능저하는 당뇨의 주요한 원인이 된다. 과체중이고 고혈당증이 되면 미토콘드리아의 기능은 급격히 떨어지고 무력해진다. 그러면 세포들은 에너지가 고갈되어 활동을 제대로 할 수 없으며 만성 합병증의 위험성은 높아진다.

미토콘드리아의 기능저하로 인한 증상

몸은 지방질로 쌓이고 독성물질은 더 축적이 된다.

콜레스테롤 수치는 올라가며 혈당이 오르고 인슐린 수치도 덩달아 오른다. 또한 지방과 당이 세포의 안과 밖에 쌓여간다. 세포는 세

포 내부와 주변의 과도한 당과 지방을 처리할 수 없고 혈관의 위험
성은 높아간다. 그렇게 되면 당뇨의 증세는 점점 심각해진다. 그뿐
아니다. 전신의 기능을 담당하는 세포의 활동력저하로 극심한 만성
피로를 비롯한 무기력, 의욕감퇴, 정서적 불안과 초조 등 온갖 악순
환이 시작이 된다.

● **건강한 미토콘드리아가 인슐린수용체를 활성화한다.**

인슐린수용체를 활성화해주는 메커니즘의 핵심은 건강한 미토콘
드리아이다.

최근 연구에 의하면 세포를 소생시킬 잠재력을 가지고 있고 건강
한 미토콘드리아를 만드는 유전자는 PGC-1 알파라고 한다. 그 유
전자는 미토콘드리아 생합성을 활성화한다.

PGC-1 알파 유전자가 활성이 높아지면 미토콘드리아의 기능이
개선되어 대사기능이 항진된다는 것이 핵심이다. 요컨대 미토콘드
리아의 기능이 개선되면 인슐린수용체가 활성화된다는 점이 중요하
다. 또한 대사기능이 항진되어 더 강하게 에너지를 생성하여 췌장의
기능을 좋게 하여 인슐린 분비를 촉진하고 인슐린 저항성을 활성화
한다는 뜻이다.

그렇다면 역으로 무엇이 PGC-1 알파의 유전자를 억제하는지를
알아야 한다.

가장 심각한 것은 역시 현대인의 건강을 위협하는 스트레스다. 스

트레스는 코티솔(스트레스호르몬) 수치는 높이고 갑상선호르몬 수치는 낮춘다. 이러한 작용은 인슐린 저항성을 높이고 대사기능을 저하시킨다. 그렇기 때문에 PGC-1 알파 유전자를 활성화하여 인슐린 저항성을 막아주기 위해서는 최대한 스트레스를 줄이고 동시에 칼로리 제한을 하는 것이 필요하다. 위에서 이미 서술했듯 스트레스와 더불어 과식과 비만은 그 유전자의 작용을 억제하는 중요한 요소이기 때문이다. 따라서 인슐린 저항성을 막고 당뇨 개선을 하기 위해서는 PGC-1 알파의 유전자의 활성화를 촉진하는 것이 가장 효과적이다.

● 미토콘드리아를 활성화하는 효소를 찾아라.

최근에 칼로리 제한을 하지 않고도 PGC-1 알파의 활성을 하는 효소들이 발견되었다.

SIRTI과 AMPK−5이다. 이 두 가지 효소를 자극하면 체내에서 PGC-1 알파를 활성화하라는 신호가 전달된다. 구체적으로 이 두 가지 스위치 중 하나를 켜면 미토콘드리아가 활성화되어 지방을 도우도록 도와주는 효과가 있다. 그렇게 되면 당분대사와 지방질대사의 충돌을 막을 수 있고 당뇨 치료가 된다.

이 효소의 활성을 가진 두 가지 영양보충제는 레스베라트롤과 리포산이다. 이들은 갑상선호르몬(T3)과 미토콘드리아를 활성화해서 인슐린 저항성을 막고 제대로 작용하도록 하는 효과가 있다. PGC-1

알파를 활성화하는 두 가지 아미노산에는 아르기닌(견과류)과 시트롤린(수박)에 많이 함유되어 있다. 한 가지 다행스런 점은 이 두 가지 물질은 모두 값싸고 쉽게 영양보충제로 만들 수 있다. 이들은 굶지 않고도 체중을 감소시키며 인슐린 저항의 위험도 감소시켜 준다.

따라서 미토콘드리아를 활성화하는 효소를 섭취하면 당분대사와 지방질대사의 충돌을 막을 수 있고 인슐린 민감성을 높일 수 있다. 또한 미토콘드리아의 기능이 항진됨으로서, 에너지가 활성화되어 췌장의 기능이 좋아지며 더욱 건강한 생활을 할 수 있게 된다. 당뇨에 있어 효소는 그만큼 중요한 영양소이다. 당뇨를 개선하려면 반드시 효소를 섭취하는 것이 바람직한 것이다.

6.

당뇨의 필수적인 선택은 효소치료의 원리

당뇨치료의 필수적 선택은 효소

당뇨치료에 있어 대부분의 첫 번째 선택은 약물이다.

약물 이외의 근본적인 개선을 먼저 고려하는 사람은 흔치 않다. 대단히 잘못된 선택이다.

현대의학의 첨단기기나 약물효과가 응급 시에는 절대적으로 필요하다는 것에는 동의한다.

그러나 당뇨는 생화학적 불균형으로 초래되기 때문에 영양균형이 우선이다.

첫 번째가 녹황색 채식 중심으로의 식이요법이고 두 번째가 효소를 중심으로하는 임상 영양요법이며 세 번째가 운동요법이다. 약물요법은 응급조치로 네 번째로 선택을 고려해도 늦지는 않다. 그 이유는 당뇨에 있어서 어떤 약물이 혈당을 감소시키는지가 중요한 것이 아니다. 영양소의 결핍으로 인한 생화학적 불균형을 개선하여 근본적인 원인치료를 하는 것이 더 의미가 있다. 어떤 영양소가 부족하고 어떤 호르몬이 결핍되어 생체시스템이 무너졌는지에 초점을 맞춰야 한다. 물론 몸은 약물투여에 즉각 반응을 한다. 하지만 몸은 영양균형으로 자연치유를 하는 것이 더 효과적이다. 약물치료를 우선 고려대상으로 하지 않는 이유는 명확하게 있다. 약물학의 이론에 따르면 혈당저하 기전은 인슐린을 분비하는 췌장의 베타세포 재생이 불가능하다는 전제가 깔려 있기 때문이다. 그래서 평생을 반찬 먹듯 약을 달고 살아야 하며 그 약의 부작용을 알면서도 겪어야 한다. 그에 비해 식이요법이나 임상 영양요법은 부작용이 없으면서도 당뇨의 근본적인 원인을 개선하는 효과가 있기 때문에 우선적으로 실행하는 것이 좋다. 또 효소를 중심으로 임상 영양요법을 하는 이유는 당뇨의 생화학적 불균형을 잡아주는 탁월한 효과가 있는 자연치유법이기 때문이다.

효소치료와 당뇨의 관계

❶ 당뇨의 원인이 되는 체중을 비롯한 대사기능의 저하를 해소한다.

❷ 소화기능을 작동하게 하고 복잡한 소화기능에 관여하여 활성

화시킨다.

❸ 당뇨를 유발하는 췌장의 기능을 회복하는데 있어 가장 효과적
이다.

❹ 당질과 지방질 대사의 충돌을 최소화하는 소화효소의 작용을
한다.

❺ 대사기능을 저하하는 장내 노폐물과 독성물질을 효과적으로
제거한다.

이상으로 효소는 당뇨에 관한한 대단히 효과적인 치료를 한다.

실제 효소는 수많은 소화질환을 치료하는데 도움이 된다. 위산과
다나 속 쓰림, 그리고 췌장의 기능저하, 급성, 만성 췌장염, 장독증,
음식 알레르기 등에 효과적이다. 이러한 사실은 효소가 인슐린을 분
비하는 췌장의 기능을 회복하고 인슐린수용체를 활성화할 수 있는
치료 효과를 낼 수 있다는 것을 뜻한다. 따라서 부작용이 많은 약물
보다는 효소치료를 우선적으로 선택하는 것이 현명하다. 효소치료
로 췌장의 기능을 회복시키고 당뇨의 근본적인 원인을 해결하는 것
이 훨씬 더 바람직하다. 효소는 이러한 작용을 보다 효과적으로 수
행하여 당뇨를 근본적으로 자연치유 한다.

효소를 섭취하면 진짜 당뇨치료에 도움이 될까요?

수많은 사람들이 궁금해 하는 의문이다.

효소를 섭취하면 진짜 당뇨치료에 도움이 되는지는 이제 더 이상 의심의 여지가 없다. 당연히 도움이 된다. 필자는 효소를 연구하여 미네랄과 비타민의 시너지효과를 극대화하는 건강식품을 개발한 결과, 뚜렷한 효과가 나는 것을 확인했다. 효소를 섭취하면 당뇨치료에 도움이 되는 이유를 보면 대부분 당뇨와 직접적인 관련성이 있는 작용이 있다. 부작용 없는 자연요법으로 일반 약물이나 음식물로 할 수 없는 뚜렷한 실제적 효과를 지니고 있다.

효소가 당뇨치료에 도움이 되는 이유

❶ 체내환경정비를 한다. 혈액을 약알칼리성으로 만들고 체내의 이물질을 제거하여 장내세균의 균형을 유지시켜준다.

❷ 소화흡수작용을 한다. 음식물의 자연분해와 발효를 도와주고 체내의 소화작용과 흡수를 왕성하게 한다.

❸ 해독살균작용을 한다. 숙변을 제거하여 주며 장내 미생물의 생육환경을 개선시키고 해독살균작용을 한다.

❹ 항염증작용을 한다. 일반의약품은 대개가 항생물질로 병원균을 죽이는 역할을 하므로 이작용만으로는 세포를 새로 만들 수 없다. 하지만 효소는 백혈구를 운반하고 백혈구의 활동을 도와 병원균을 죽이며 상처 입은 세포를 재생하고 염증을 가라앉혀

준다.

❺ 항균작용을 한다. 백혈구의 식균작용을 돕는 동시에 효소자체에도 항균작용이 있어 병원균을 죽인다. 또한 세포의 생성을 촉진하는 작용을 하기 때문에 근본적인 치료를 할 수 있다.

❻ 분해 작용을 한다. 병이 생긴 장소의 혈관 내에 고름이나 독소들을 분해하고 배설시켜 정상적인 상태로 돌려놓는 작용을 한다.

❼ 혈액 정화작용을 한다. 혈액중의 노폐물을 몸 바깥으로 내보내고 염증 등의 독성을 분해하여 배출시키는 작용을 한다. 또한 산성화된 혈액에 대해서는 혈액중의 콜레스테롤을 분해하여 약알칼리성으로 유지하는 활동과 혈액의 흐름을 원활하게 해주는 역할을 한다.

❽ 세포부활작용을 한다. 세포의 신진대사를 도와 기본적인 체력을 유지시키고 상처받은 세포의 생성을 도와준다.

효소의 종류를 기능적으로 분류하면 크게 식품효소, 대사효소, 소화효소로 나눌 수 있다.

이중 식품효소는 음식물을 분해하는 작용을 하며 그 종류는 약 20여 가지로 중요한 효소들은 췌장에서 만들어진다. 만약 췌장에서 효소들이 충분히 생성되지 못하면 영양소 흡수가 불가능해진다. 그런 경우엔 외부로부터 효소를 추가로 섭취해야 한다. 이 때 췌장효소는 소화기 기능과 면역기능을 강화하고 식물에서 유래한 식물성 혹은 미생물 발효효소는 소화기계통의 기능을 강화한다.

당뇨에 있어 효소치료가 반드시 필요한 이유는 당뇨로 인해 대사기능이 저하되면 자연 효소가 줄어들기 때문이다. 효소는 체내의 각종 대사작용 속도를 정상화함으로써 당뇨의 근본원인을 해결해주는 효과가 있다.

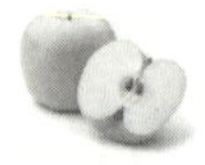

동, 서의학의 협진과 체질의학의 활용법

당뇨치료에 관한 한 동, 서의학은 공존하고 있다.

당뇨 판정은 현대의학을 통해서 하며 인슐린이나 약물투여의 치료를 시작한다. 진단과 응급처치가 뛰어난 현대의학의 연구로 인해 당뇨초기에 거의 모든 정보나 관리를 맡기는 경향이 강하다. 그러다가 책이나 다른 정보를 통해 약물의 부작용이나 내성에 대해 알게 되면서 기능적 원인치료를 위해 한의학이나 체질의학을 찾는 경향이 있다. 당뇨판정을 받은 사람이 전부 그런 과정을 밟는 것은 아니지만, 대체적으로 그러하다. 따라서 현대의학과 한의학이 공존하기 때문에 체질의학적 자연치유법을 실행하는 데에도 많은 도움이 된다.

당뇨치료에 있어 현대의학과 한의학 그리고 체질의학의 활용법

■ 현대의학

첨단진단기기로 기질적인 원인파악과 진단이 빠르다. 주사나 약물투여로 인한 응급조치가 빠르다. 무자각의 당뇨 전 단계까지도 각종 검사로 미리 알아낼 수 있다. 또 당뇨로 인한 저혈당이나 고혈당 혼수 같은 긴급 상황에서는 병원에서 응급처치를 할 수 있다. 그래서 당뇨의 판정이나 약물투여는 대부분 현대의학에서부터 시작한다. 제 1형 당뇨는 인슐린투여를 해야 하기 때문에 현대의학 의존도가 절대적이다. 단점은 장기적인 약물투여로 인한 부작용이나 약물반응에 대한 내성이 일어난다. 인슐린투여나 약물투여의 효과는 대단히 빠르지만 인슐린투여나 약물투여를 하지 않을 경우 즉시 혈당조절이 안 된다는 것은 응급처치라는 증거다. 또 당뇨의 기질적인 원인 이외의 기능적인 원인파악이나 자연치유분야는 밝지 않다.

■ 한의학

단기 혹은 장기적 약물중독성이 거의 없다. 원인치료가 가능한 부분이 있어 근본적 치유효과를 이룰 수 있다. 또한 기능적 원인의 진단과 치료가 가능하다. 당뇨에 관해 한의학의 탁월한 점은 2천여 년 전의 경전 〈황제내경〉에서부터 소갈증(당뇨)의 연구가 시작되어 수많은 임상경험방이 많이 있다는 점이다. 기능적인 원인을 정확히 알고 근본치유를 한다면 뛰어난 임상효과를 낼 수 있다는 장점이 있다. 아직 실험과 검증을 통해 당뇨완치를 증명한 연구결과가 나오지 않았지만, 기대할만한 근본치유의 장점이 있다. 그러나 단점은 비교적 높은 비용이 들고 효과가 느리게 나타나며 체질마다 치료법이 다를 수 있어 규격화와 객관화가 어렵다는 점이 있다.

■ 체질의학의 활용법

체질의학의 장점은 현대의학과 한의학을 통합하여 자연치유법을 실행할 수 있다는 점이다. 또 당뇨완치를 위한 원리가 있다는 점도 큰 장점이다. 체질의학은 기존 한의학의 영역에서 발전한 것으로 유사성이 있다. 하지만 기존 한의학과 구별되는 우리나라만의 독보적인 의학체계로서 한의학의 단점을 최소화할 수 있는 특성이 있다. 따라서 체질의학을 통해서 동, 서의학과 자연의학을 융합하여 자연치유력을 극대화한다면 이는 새로운 영역으로 발전할 수 있는 무한한 가능성이 있다. 따라서 체질의학을 활용하기 위해서는 우선 그것이 무엇인지를 알고 자신의 체질을 확인하며 그에 맞는 개별맞춤식 자연치유법을 실행하는 것이 바람직하다. 체질에 대한 정보는 www.28chejil.com에서 무료 체질진단을 활용하면 도움을 받을 수 있다.

제 7장

임상 영양요법으로 당뇨를 자연치유하라.

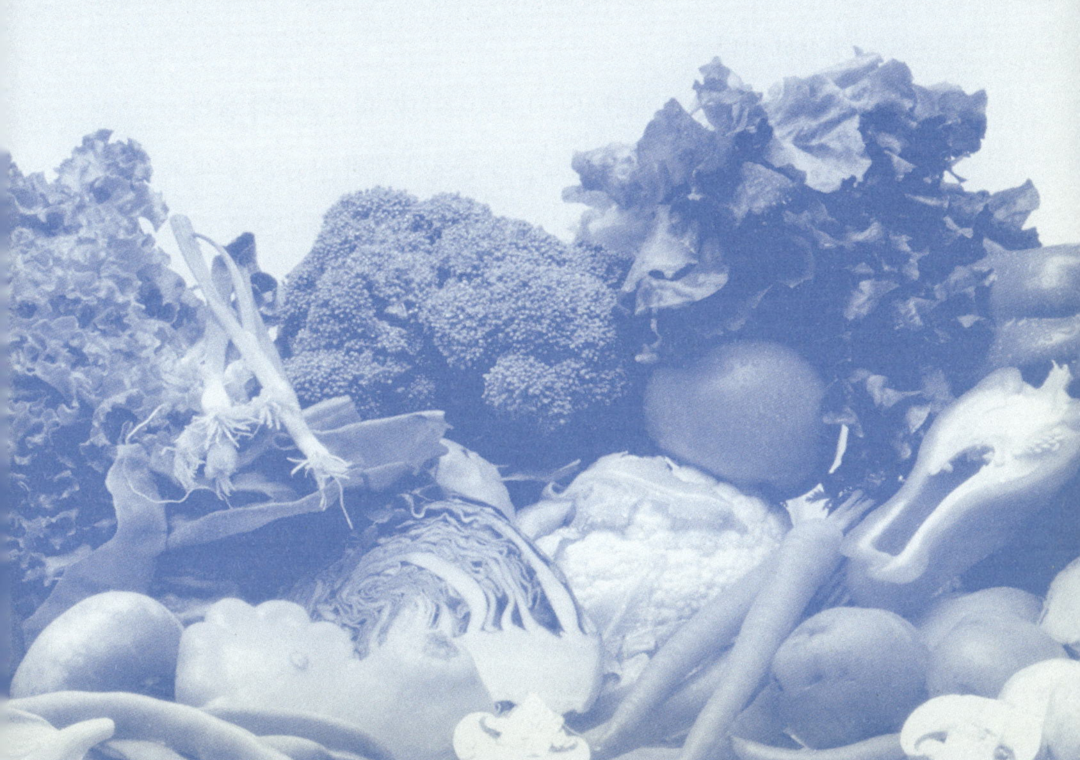

1.

인슐린 작용을 도와주는
미네랄의 슈퍼스타 '크롬'

크롬은 당뇨를 구원해주는 슈퍼스타다.

한국인 모발분석 결과에 의하면, 한국인의 크롬 수준은 신생아 기준으로 굉장히 낮다.

크롬은 알려진바 소위 내당성인자(글루코스 인톨러런스 팩터)라 불리는 영양소인데, 이것이 부족하면 당뇨관련 증후가 생기는 원인 중의 하나가 된다. 한국인의 크롬 수준이 낮은 것은 백미를 주식으로 하지만 중국 산시성과 마찬가지로 채소를 삶거나 볶아먹거나 튀겨먹는 영향이 있는 것으로 추정된다.

크롬은 인슐린 작용을 도와 혈당을 안정시키고 탄수화물 요구도를 낮춰준다.

생화학적으로 크롬은 인슐린을 돕는 보조인자로 인슐린은 크롬의 도움 없이는 포도당을 세포 안으로 보내는데 어려움을 겪는다. 즉 크롬은 탄수화물을 에너지로 바꾸어주는 것을 돕는다. 구체적으로는 장내 세균에 의해 GET라는 크롬화합물로 합성되어 인슐린의 작용을 강화하고 혈중 포도당을 세포로 들여보내는 기능을 높인다. 그래서 크롬이 결핍되면 인슐린의 작용이 나빠져 혈당이 오르기 때문에 당뇨 증세를 개선하는 미네랄의 슈퍼스타이다.

크롬의 주 역할에 대해서는 비교적 최근에 들어서 연구가 활발하게 진행되고 있다.

크롬에 관한 1977년 캐나다의 연구사례는 크롬결핍이 고혈당을 초래할 수 있음을 밝혔다. 30대 중반의 여성이 장관수술을 받고 정맥 영양공급을 받던 중 점차 체중이 줄어들고 고혈당이 되며, 다리에 신경증상이 나타났다. 의사는 고용량의 인슐린을 투여해 혈당을 조절했다. 그러다가 그녀에게 주입용 제형에는 결여되어 있던 크롬을 공급했다. 그 결과는 놀라웠다. 몇 주일 만에 인슐린을 필요로 하지 않을 정도로 혈당이 떨어졌고 신경증상도 사라졌다. 실제 크롬이 결핍된 2형 당뇨의 증세에는 크롬 첨가물에 의해 인슐린증가와 식후 혈당이 완만하게 증가하도록 작용하는 효과가 있다. 가벼운 당뇨 증상이 있는 사람에게 크롬을 하루에 200μg을 투여하자 당뇨가 개선되었다는 예도 있다.

또 많은 연구 결과에 의하면 크롬 결핍은 콜레스테롤 수치를 높게 만들 수 있는 것으로 나타난다. 한 연구에서 실험 참가자들이 크롬을 섭취했을 때 해로운 지단백은 감소되고 이로운 고밀도지단백은 증가되었다. 크롬은 단것에 대한 욕구를 끊게 하고 혈당을 안정시키는데 도움을 줄뿐 아니라, 콜레스테롤을 개선하는데도 도움이 된다.

● 크롬은 심장병을 예방하고 혈당 항상성에 효과가 있다.

크롬에 관한 가장 최근의 연구에 의하면 당뇨에 놀라운 효과가 있다.

당뇨로 인한 심장병에 대해 크롬 보충제로 예방이 되며 인슐린 수치의 감소와 혈당 항상성에 도움이 된다는 것이 증명되었다. 슬로베니아 류블랴나대학의 보얀 브르토베치 박사팀은 미국 심장저널지 4월호의 논문에서 크롬의 특수한 효과를 밝혔다. 그들은 2형 당뇨 환자들에게 단기간 동안 크롬 보충제를 복용하게 하여 QT간격이 단축된 것을 확인했다.

● QT간격이란?

심근(心筋)의 수축과 관련한 심 전도율을 나타내는 개념이다. 그 간격이 연장되면 심장박동이 불규칙해지면서 부정맥 증상이 나타나고 이로 인해 심장마비로 사망할 가능성이 높다는 것으로 알려져 있다. 그와 관련하여 전문가들은 당뇨 증세가 심한 경우, QT간격이 연장되면 질병이 발생하는 이환율이나 사망률이 높아진다고 지적하고 있다. 특히 2형 당뇨의 증세로 인해 QT간격이 연장되면 공복시 혈당수치가 상승하고 혈중 인슐린 수치도 높아질 뿐 아니라 인슐린 감수성이 저하된다고 한다.

논문에서 브르토베치 박사는 2형 당뇨 환자의 크롬 보충제 복용 결과를 발표했다.

인슐린 감수성이 개선되었고 혈중 인슐린 수치는 떨어졌으며 혈당의 항상성도 제고되었음을 관찰했다. 연구의 실험에 들어가기 전에 이들 두 그룹의 QT간격은 각각 422밀리세컨드(1,000분의 1초)와 425밀리세컨드로 거의 동일한 수치를 보였다. 그리고 6개월 후 연구결과 두 그룹의 QT간격은 각각 414밀리세컨드와 406밀리세컨드로 나타났다. 브르토베치 박사는 크롬 보충제를 3개월간 복용하게 했을 때 혈중 인슐린 수치가 괄목할만한 수준으로 감소했는데, 이는 상당부분 QT간격의 단축에 기인한 결과일 것으로 생각한다고 밝혔다.

● 그 밖에 크롬에 관한 주요 병원과 대학의 연구결과

크롬 첨가물은 체지방의 감소, 혈당의 안정화, 근육성장의 증가, 상승된 콜레스테롤 수치의 감소에 도움이 될 수 있는 것으로 나타난다. 그렇지만 크롬이 결핍된 사람들이 크롬 보조제를 섭취하였을 때는 특히 이러한 효과가 크게 나타났다. 반면에 크롬을 충분히 보유하고 있는 사람들에게는 이런 크롬 보조제의 효과는 관찰되지 않은 것으로 나타났다.

이와 같은 사실로 미루어보면 크롬은 대단히 중요한 미네랄이 분명하다. 그런데 문제는 현대인에게 있어 크롬은 결핍이 되기 쉽다는 점이다. 나이가 들면서 크롬 양이 줄어드는 특성이 있다. 또한 현대인의 식품에 문제가 많다. 정제식품은 크롬의 함량이 거의 없다. 특히 백미나 흰 밀가루 음식에는 크롬이 거의 함유되어 있지 않다. 그런데다 설탕을 많이 먹으면 크롬이 대량으로 빠져나가기 때문에 당뇨의 원인이 된다.

따라서 크롬을 섭취하는 것이 당뇨를 예방하고 당뇨 증세를 개선하는 방법이 될 수 있다. 단 크롬은 복합미네랄 첨가물로 섭취하는 것보다 자연식품으로 섭취하는 것이 좋다.

● **크롬을 많이 함유한 식품**

유용한 크롬은 삼가크롬이고 환경오염 때문에 문제시 되는 육가크롬과는 구별해야 한다.

하루 소요량은 성인 남성은 25~35㎍(마이크로그램)이고 성인 여성은 20~30㎍이다. 허용 상한섭취량은 200~250㎍이다.

말린 토란줄기	20g / 280㎍	붕장어	100g / 48㎍
모시조개	80g / 36㎍	말린녹미채(톳)	10g / 27㎍
뱀장어	100g / 25㎍	현미	100g / 19㎍
메밀가루	60g / 17.4㎍	청새치	80g / 16.8㎍
파래	3g / 14.4㎍	다랑어	100g / 14㎍
강낭콩	30g / 12.9㎍	미꾸라지	40g / 11.2㎍

그 밖에도 많이 함유된 식품은 소 간, 돼지 간, 두부, 닭 간 등이 있고 치즈 등 우유 관련 식품, 현미, 잎사귀 야채 등에도 풍부하게 함유되어 있다.

2.

혈당의 정상화를 위한 미네랄요법

당뇨의 전해질 대사와 미네랄 손실

당뇨가 심해지면 전해질대사의 이상이 가속화된다.

혈당상승으로 인해 혈액의 삼투압이 증가되어 수분이 세포에서 혈액으로 이동된다. 혈액중의 포도당과 케톤체가 배설 될 때, 다량의 수분이 함께 배설되어 소변량이 많아진다. 그 결과 탈수현상 및 갈증이 유발된다. 또한 체단백질의 분해에 따라 세포 내 칼륨이 유출되며 나트륨, 칼슘, 크롬, 마그네슘 등 전해질이 케톤체와 함께 소변으로 배설되어 전해질 대사에 이상이 생기게 된다. 그런데다가 미네랄의 상당량은 식품가공 과정에서 손실되고 또 스트레스는 미네랄 결핍을 유발한다. 그렇게 되면 대사를 활성화하고 혈당수준을 개선하는 가장 저렴하고 쉬운 방법이 사라지고 결핍으로 인한 위험성이 따른다. 미네랄이 결핍되면 당뇨에 관해서는 인슐린 저항성에 도움이 되는 갑상선호르몬의 생성을 약화시키고, 심장의 장애가 일어날 수 있다. 또한 무기력증과 피로감을 느끼게 된다.

따라서 당뇨의 전해질 대사에 따른 미네랄 손실을 보충하고 부족한 미네랄을 보충해주는 것은 선택이 아니라, 필수이다. 미네랄은 인슐린에 혈당이 잘 반응하게 하고 내피세포와 신경세포를 보호해준다. 또한 고혈압과 콜레스테롤을 내리는 효과가 있고 당뇨의 약물 투여에 따른 부작용을 최소화하는 역할도 한다. 결론적으로 미네랄은 혈당의 정상화를 위해서는 반드시 미네랄의 섭취를 보충하여야 하는 것이다.

● 전해질이란 ?

체중의 60%에 해당하는 체액은 세포내 액과 세포외액(혈액과 조직 간액)으로 되어있다. 체액 중에는 전해질과 비전해질이 용해되어 혼합되어 있는데, 전해질이란 물에 녹아 전기를 잘 통하는 미네랄의 이온으로 나트륨(Na), 클로라이드(Cl), 칼륨(K), 칼슘(Ca), 중탄산(HCO_3-) 등이 있다. 이온이 될 수 없는 비전해질로는 포도당, 요소 등이 있다.

전해질의 이온에는 양이온(+)으로 Na, K, Ca 등이 있고 주요 음이온은 Cl, HCO_3- 등이 있다. 체내에서 각 전해질의 역할은 절대적이다. 예를 들면, 나트륨(Na)은 몸의 수분을 조절하고 클로라이드(Cl)는 체내의 각 조직에 산소 공급을 하는 등의 작용이다. 전해질은 체액에서 매우 좁은 범위의 농도에서 항상성(honeostasis)을 이루고 있는데, 이 범위 안에서 체내 대부분의 대사과정을 조절하는 기능을 하고 있다. 체액중의 이온은 생명활동의 유지를 위해 각각 균형을 잘 맞춰 일정한 농도를 유지하고 있어야 하는데, 전해질 이상이 생기면 이상 증세가 발생하는데 당뇨나 뇨도폐쇄, 급성신부전, 만성신부전 등이 이에 해당한다.

전해질이 이용되는 대표적인 것으로는 이온음료가 있다. 이온상태의 전해질 음료는 체내에 흡수가 빠르다. 그래서 체내에 전해질이 부족하다고할 때, 대표적인 것이 염분의 부족이다.

예를 들면 전해질 부족현상은 숙취로 몽롱하고 무기력한 증상이 그러한데 수분과 함께 미네랄과 같은 여러 가지 전해질이 몸 밖으로 빠져 나가면서 나타나는 반응이다.

혈당 정상화에 도움을 주는 대표적인 미네랄

혈당 정상화에 도움을 주는 미네랄 중에서 크롬은 앞서 다루었으므로 생략한다.

● 마그네슘

마그네슘은 체내 300종류이상의 효소기능을 원활하게 하며 정상적인 항상성을 유지하도록 한다.

마그네슘은 탄수화물과 단백질을 연소시켜 에너지로 바꾸고 인슐린의 기능을 돕는다. 그렇기 때문에 마그네슘이 부족하면 인슐린의 기능이 나빠질 뿐만 아니라 탄수화물과 지방의 대사가 잘 안되어 혈당이 높아진다. 마그네슘의 결핍은 2형 당뇨나 심장에 합병증을 유발할 수 있다.

그런데 현대인은 여러 가지 이유로 마그네슘이 부족하다. 예를 들면 가공식품은 미네랄을 고갈시키고 오염된 토양도 때때로 마그네슘이 부족하다. 특히 당뇨에 걸리면 마그네슘이 소변에서 배출되어 결핍되기 쉬우므로 섭취에 신경을 써야 한다.

하버드대의 간호사 건강연구에서, 식단에 마그네슘을 더 많이 반영한 여성들은 당뇨에 걸리는 경향이 현저하게 낮아지는 경향을 보였다. 그러한 사실은 마그네슘이 인슐린 민감도를 증가시키고 췌장으로부터 인슐린 분비를 증가시키는 효과가 있음을 나타낸다. 이는 당뇨진단을 받은 후에도 도움이 될 수 있음을 시사한다.

2009년 발표된 연구에 의하면, 2형 당뇨에 있어 마그네슘의 결핍은 신장기능에 큰 위험을 줄 수 있다고 결론을 내렸다. 마그네슘을 보충하는 것은 체내 인슐린 활동을 개선할 수 있음을 나타낸다. 마그네슘 결핍증상으로는 초조, 불안, 다리떨기, 수면장애, 저혈압, 비정상적 심박동, 근경련, 무력감 등이 있다. 특히 주의할 점은 마그네슘은 정상적으로 작동하려면 칼슘과의 균형을 유지하는 것이 반드시 필요하다.

🍃 마그네슘이 풍부한 음식 : 아몬드, 말린 오징어, 대두, 말린 녹미채, 건조미역, 말린 새우, 유부, 굴, 낫토, 콩가루, 두부, 강낭콩, 옥수수, 가리비, 녹색채소, 참깨, 시금치, 곡물, 견과류,

● **칼륨**

서구적인 식단의 영향으로 칼륨의 섭취가 줄고 있다.

고염분과 고당분이 많고 가공 식품인 과자, 초콜릿, 햄버거 등의 식품으로 인해 상대적으로 칼륨함유가 풍부한 야채의 섭취가 줄고 있기 때문이다.

식단에서 칼륨섭취가 줄어들면 전체적인 섭취 미네랄의 불균형을 가져와 당뇨병, 고혈압, 동맥경화의 원인이 된다.

특히 당뇨에 걸리면 이뇨제 등으로 칼륨이 소변을 통해 소실되기 때문에 더욱 문제가 될 수 있다. 당뇨로 인한 경련 등은 칼륨 결핍이 원인이 될 수 있다.

🍃 칼륨이 풍부한 음식 : 무말랭이, 말린 표고버섯, 오렌지 주스, 바나나, 토마토 주스, 야채 믹스 주스, 아보카도, 콩, 현미, 채소 호두, 감자, 깨, 견과류, 자두, 다시마, 김, 미역, 복숭아

● **아연(Zinc)**

아연은 체내에서 여러 가지 기능을 하기 때문에 200종류이상의

효소에 도움을 준다.

아연은 혈중 포도당을 낮추는 인슐린을 만들기 위한 구성성분으로 당뇨 증세의 개선을 위해서는 반드시 필요한 미네랄이다. 아연은 인슐린처럼 기능을 발휘한다.

또 아연은 세포를 만드는 기능을 하며 면역반응을 정상화하기 때문에 감염증을 예방하며 상처가 빨리 회복하게 한다. 그래서 아연이 결핍되면 혈당수치가 올라가고 상처가 빨리 회복되지 않는다.

아연은 혈당이 높은 경우 마그네슘이나 크롬 등과 같이 소변으로 배출되기 쉽기 때문에 부족하지 않도록 신경을 써야 한다.

🍃 아연이 풍부한 음식 : 굴, 바닷게, 새우, 소고기, 뱀장어 양념구이, 말린 오징어, 훈제 간, 꼴뚜기, 청어알, 가리비, 메밀가루, 명란젓, 호박씨, 해바라기씨, 너트 종류, 요구르트, 땅콩

● **칼슘**

칼슘은 지방과 단백질 소화와 에너지 생산과 관련된 효소를 활성화하기 위해 필요하다.

칼슘은 혈액응고와 신경신호를 전달하는 일에 관여하며 심장을 포함한 근육의 수축, 이완에 사용된다. 또한 칼슘은 모든 신체 내 모든 호르몬 분비에 관여한다.

칼슘이 결핍되면 인슐린 분비에 장애를 받는다. 췌장의 베타세포에서 칼슘의 도움으로 인슐린이 분비되기 때문이다.

이미 당뇨증세가 있거나 당뇨 전단계인 사람은 음식이나 보충제 등을 통해 충분하게 칼슘을 공급해야 한다. 단, 칼슘은 정상적인 작용을 위해서는 마그네슘과의 균형을 유지해야 한다.

🍃 칼슘이 풍부한 음식 : 생강, 양배추, 상추, 참깨, 완두콩, 굴, 어패류, 멸치, 생강, 콩, 우골분, 우유, 치즈, 뼈채로 먹는 생선, 말린 생선, 무, 파슬리, 쑥갓, 파래, 톳, 다시마, 낫토, 유부

● **철**

철은 체내에서 많은 효소반응과 연관되어 있고 모든 세포에 산소운반을 도와준다.

철분결핍은 특히 당뇨의 증세를 악화시킬 수 있다. 철분결핍으로 갑상선 기능부전증이 되면 세포내 모든 지방이나 당을 배출하는 것이 어렵기 때문이다.

철분결핍을 경고하는 또 다른 증세는 까탈스러움, 우울증, 집중력 장애 등이 포함된다. 그러나 철분결핍은 몇 달간의 철분보충제로 회복하기 쉬우며 당뇨의 경우, 소량의 철분으로도 증상을 많이 개선할 수도 있다.

🍃 철분이 풍부한 음식 : 헴철-소고기, 닭고기, 칠면조고기, 돼지고기, 해산물, 생선, 계란노른자. 비헴철-견과류, 콩류, 깨, 시금치, 과일류, 채소류, 곡물류, 맥주효모, 말린 과일, 감자

3.

면역력을 높이고 혈당조절에 도움을 주는 비타민요법

비타민은 운명을 바꾸어 주기도 한다.

중국의 건조한 고원지대에 산시 성이 위치해있다.

그곳에는 대대로 끔찍한 재앙이 있었다. 수많은 기형아들이 버려진 채로 발견되고 고아원에는 버림받은 기형아들이 득실거렸다. 길가에 공장에 버려진 아이들에겐 하나씩 문제가 있었다. 대부분 신경관결손증이라는 공통점이었다. 그 증상은 임신 초기 뇌와 척수의 이상으로 인해 태아에게 생기는 신경관결손증이었다. 산시 성의 임산부들은 두려움에 떨었다. 문제가 심각해지자 중국 당국에서는 이유를 찾기 위해 집중적으로 연구를 했다. 연구자는 식생활을 제일 큰 원인으로 꼽았다. 특히 산모들에게 엽산(비타민B9)이라는 영양분이 부족했다고 판단했다. 조금 잘못 먹었다고 그렇게 심각한 기형아가 태어났다는 것이 놀랍지만 사실이었다. 연구자는 이렇게 말했다.

"엽산이 부족하면 신경관 기형이 생길 수 있습니다. 신경관 기형의 50~70%가 엽산이 부족해서 생긴다고 보고가 있습니다."

산모에게 엽산이 부족하면 태아의 유전자에 바로 영향을 주기 때문에 치명적이다. 연구결과 산시 성 사람들이 엽산이 부족한 이유가 있었다. 그들은 주식으로 온통 밀가루만을 먹었다. 고원지대라서 채소가 잘 자라지 않는데, 하필이면 엽산은 채소에 많았던 것이다. 그런데 배추나 감자가 있어도 전통적인 요리법이 과도하게 익히기 때문에 엽산이 파괴된 것이었다. 한 작은 마을에서는 태어난 20명의 아이들 중에 8명이 기형아로 태어났다.

중국 정부는 기형아문제를 해결하기 위해 새싹공정이라는 대책을 세웠다. 주민들의 영양을 개선하자는 취지였다. 식생활을 바꿀 수 없었던 정부는 주식인 밀가루에 엽산과 비타민, 철, 아연을 첨가해 분배해주었다. 어찌하면 참 허술해 보였다. 그 정도 조치로 사람에게도 과연 효과가 있는지 의문스러웠다. 그런데 효과가 있었다. 이들은 여전히 밀가루 음식을 먹지만 엽산을 같이 먹게 되었고 그 후에 태어난 아이들은 운명의 굴레를 벗어날 수 있었다.

"좋고 비싸지 않아도 인체에 꼭 필요한 음식은 어느 약보다 효과를 발휘할 수 있었다는 것이 확인된 셈이다. 정말 음식이 약이다."

그 프로의 마지막 멘트다. SBS TV '생명의 선택'에서 방영된 내

294

용이다. 참으로 놀라운 일이 아닐 수 없다. 비타민의 신비한 힘은 그렇게 대단하다. 우리가 마시는 공기처럼 있을 때는 못 느끼지만 결핍될 때는 그 정도로 심각성이 있다.

그러한 비타민의 결핍은 당뇨에도 해당된다. 비타민은 면역력을 높여주고 당뇨를 예방해주며 혈당조절에 도움을 준다는 것은 의학적 상식이다.

당뇨에 효과가 있는 비타민요법

● 비타민C

인슐린은 비타민C가 흡수되는 것을 촉진시키고 또 고혈압은 흡수를 방해한다. 그래서 당뇨 증세가 시작되면 비타민C의 수준은 낮아진다. 정신적 스트레스와 육체적 피로감으로 그 양은 더욱 감소된다. 따라서 당뇨 증세에 일일 1000mg 섭취는 혈당을 떨어뜨리는 지방대사를 촉진시킨다. 혈액 내 유리기(Free Radicals)가 줄고 글루타치온의 양이 늘어난다. 또 당뇨성 망막증을 예방하는데 도움이 된다. 비타민C는 당뇨의 예방과 혈당조절에 매우 효과적이다.

● 비타민C 고용량요법의 효과

일반적인 기준으로 체내에서 한 번에 흡수할 수 있는 비타민C의 양이 제한되어 있다. 하루에 500mg을 두 번에 나누어서 복용하는 것이 가장 이상적이다. 그러나 비타민C는 가급적 고용량요법을 하는 것이 효과적이다. 이미 서구에서는 비타민C 고용량요법이 알려졌지만, 우리나라에서는 서울대의 이왕재교수가 비타민C 고용량요법이 당뇨에 매우 효과적이라는 주장을 하고 있다. 그는 홈페이지에 비타민C 고용량요법에 대해 간단히 밝혀놓았다.

"비타민C 부족으로 생기는 소위 괴혈병과 당뇨병과의 관계는 이미 1941년에 보고된 바가 있었고 그 후에도 연구가 진행되고 있다. 1973년에 Dice와 Daniel은 당뇨환자에서 거대용량의 비타민C 투여로 혈당이 강하되는 것을 보고하였다. 1980년에는 Losert 등이 실험동물에서 거대용량의 비타민C에 의해서 혈당이 낮아짐을 보고하였다. 1983년에는 중국인 Cheng과 Yang이 건강한 사람에서도 같은 현상이 나타남을 보고하였다. 최근 들어 중국인인 Cheng 등이 또다시 동물실험에서 거대용량의 비타민C를 꼬리정맥을 통해서 주사했을 때 현저한 혈당강하뿐만 아니라 거의 비슷한 시각에 인슐린(insulin)의 혈중농도가 증가하는 것을 보고하여 비타민C는 인슐린의 혈중농도를 높여줌으로써 혈당강하 효과를 나타낸다고 하는 사실을 보고하였다."

그는 거대용량의 비타민C가 당뇨에 좋은 치료효과를 보여주고 있지만 조직적인 임상실험을 거치지 않았기 때문에 취약점을 가지고 있다고 인정했다. 특히 1형 당뇨에는 그 효능이 있는지 확실하게 말할 수 없다고 했다. 그러나 그는 2형 당뇨에는 효능이 있다고 권

한다.

비타민C 고용량요법은 적정체중의 남녀 공통으로 하루 6g이하는 인체에 무해하다.

체질의학적으로 보면, 당뇨를 치유하는 확실한 효과가 있다. 당뇨가 되면 간장의 기능이 약화되므로 비타민C를 통한 면역력을 높여주는 것이 필요하기 때문이다.

필자는 미국 한의대 은사이신 김청호 교수로부터 비타민C 고용량요법을 전수받은 후에 줄곧 그 놀라운 효과를 체험하고 있다. 예를 들면 감기 증세가 있을 때, 하루에 쌍화탕 3병과 비타민 5g을 섭취하면 즉시 완쾌가 된다. 실제 당뇨에도 비타민 대량요법으로 혈당조절이 되고 컨디션이 상승되며 피부가 좋아지는 효과를 수없이 보아왔다.

🌱 비타민C가 풍부한 음식 : 아스파라가스, 레몬, 아보카도, 양파, 베리종류, 파파야, 브로콜리, 파슬리, 콩나물, 감, 배추, 무, 로즈힙, 캘리플라워, 시금치, 딸기 등

● 비타민B 복합체의 효능

비타민B 복합체는 11개의 비타민을 통 털어서 일컫는 비타민 군을 뜻한다. 주로 음식을 에너지로 변경시키는 과정에 관여하여 영양물질을 대사시켜 에너지를 만드는데 도움을 준다. 또한 감정적인 스트레스, 우울, 불안, 수술 등 과 면역기능 유지와 관련이 있다. 비타민B 복합체는 하루 최대 100~150까지 섭취할 수 있으나 현재 판매

되는 양은 50까지 있다. 이것 역시 고용량요법을 실행하는 것이 효과적이다.

● 비타민D

비타민D부족이 암, 심혈관질환, 당뇨병 등 중증질환의 발병위험까지 높인다는 연구결과가 나오고 있다. 실제 비타민D부족은 당뇨병 발병 위험을 높이다. 비타민D가 모자라면 면역조절물질의 생성이 억제되어 인슐린을 분비하는 췌장에 만성염증이 생기기 때문이다. 따라서 당뇨 증세를 개선하기 위해서는 필수적으로 비타민D가 부족하지 않도록 해야 한다. 비타민D는 자외선을 쬐면 자연히 만들어지기 때문에 햇볕을 규칙적으로 쬐는 것이 좋다.

4.

효소를 중심으로 하는
통합적 요법의 3단계 프로그램

효소는 당뇨 자연치유의 핵심

효소는 체내 생물학적, 화학적 반응에서 촉매 역할을 하는 특정 단백질을 가리킨다.

음식물의 소화과정에서 가장 중요한 역할을 담당하며 음식물을 소화뿐 아니라, 장기나 모든 기관이 움직이는데 광범위한 작용을 한다. 효소의 작용은 다양하게 나타난다. 소화시키기 위해 쓰이는 효소, 면역력으로 질병과 대항하기 위해 쓰이는 효소, 숨을 한번 쉴 때마다 생성되는 활성산소를 제거하는 효소, 그 밖에도 생명력을 유지하는 데는 절대적으로 효소가 필요하다. 특히 당뇨에는 췌장에서 분비되는 췌장효소의 역할이 가장 중요하다. 효소가 부족해서 생기는 병은 효소로 채워줘야 하기 때문이다. 췌장기능 저하로 인해 발생하는 당뇨를 예방하고 치유하기 위해서 췌장에서 추출한 판크레아틴 (췌장효소)을 비롯해서 효소섭취를 늘이는 것이 바람직하다.

통합적 요법의 3단계 프로그램

● 1단계. 동물성 육류를 제한하는 밥 따로(당분), 고기 따로(지방) 식이요법

당뇨는 육류의 과다섭취와 당질의 중독으로부터 시작된다. 췌장이 감당할 수 없을 정도의 기름진 식습관은 소화관 전체를 혹사시킨다. 그렇게 되면 단백질과 지방질, 당질의 과잉현상이 생기며 영양불균형이 일어난다. 또한 체내 효소는 심각한 타격을 받는다.

췌장의 혹사로 효소생성이 약화될 뿐 아니라, 줄어들면서 대사기능의 저하가 초래되기 때문이다. 실제 효소가 부족해서 생기는 증상은 당뇨의 증세와 유사하다. 모든 생명활동 중에서 소화활동에 가장 많이 소모되기 때문에 그 영향력이 강하다. 그런데도 과식과 폭식, 동물성 단백질과 지방의 과다섭취, 기름과 설탕의 무절제한 섭취를 하면 체내 효소 절대량의 감소를 촉진한다. 그러한 식생활은 효소의 부족을 초래하여 합병증의 위험성을 높인다. 따라서 제 1단계는 단백질과 지방, 당질을 제한하는 식습관을 가져야 한다. 또 지방과 당질이 충돌되지 않도록 분리해서 섭취하는 것이 바람직하다.

● 2단계. 운동측정기를 이용한 적절한 운동요법과 녹황색혁명

당뇨가 시작되면 체내 소화효소가 부족해지면서 대사효소는 대사활동을 일체 중단한다. 오직 소화에 동원된다. 그렇게 되면 대사효소의 활동약화로 소화불량에 의한 잠재효소의 과잉소모로 대사기능 저하가 심해진다. 따라서 당뇨가 시작되면 대사기능을 올리기 위한 운동요법은 필수이다. 우선은 운동측정기로 자신의 운동량을 체크한 후에 운동용법을 실행해야 한다. 또한 동시에 녹황색 채소를 많이 섭취해야 한다. 이들 성분의 결핍이 해소되어야 효소의 활동력이 강화된다. 효소는 생명활동과 건강의 파수꾼이다. 만약 효소의 활동력이 왕성하게 일어난다면 초고도비만이라고 해도 당뇨에 걸리지 않을 것이다. 그만큼 중요한 작용을 한다. 따라서 적극적으로 운동을 하고 녹황색의 생야채를 섭취해야 한다. 생야채를 매 끼니때마다 섭취하기 힘들다면 녹즙기나 생야채 건조분말을 구입해서 하루 10g 이상은 섭취하는 것이 좋다. 지나친 육류섭취를 제한하며 녹즙을 많이 마시면 당뇨예방도 되고, 당뇨완치도 빠르게 될 수 있다.

● 3단계. 효소와 미네랄, 비타민, 천연약초의 통합적 자연요법

1단계와 2단계를 철저히 지키면 주사나 약물을 끊고도 혈당조절이 되며 당뇨혁명을 할 수 있다. 그러나 1단계와 2단계를 사회생활을 하며 철저히 지키기란 쉽지 않다. 자신의 의지와 무관하게 주변의 상황에 따라 어쩔 수 없이 식습관을 잘못할 수 있기 때문이다.

또 1단계와 2단계를 철저하게 지키더라도 심각한 영양 불균형의 상태에 있다면, 자연치유력의 효과가 느릴 수 있다. 그런 경우 대개 효과가 없다고 포기할 수 있다. 따라서 3단계는 선택적 사항으로 1, 2단계를 철저히 지키지 못할 경우나, 심각한 영양 불균형의 상태, 또 빠른 치유효과를 원할 때 하는 것이 좋다. 효소만을 섭취하는 것은 의미가 없고 효소중심의 미네랄과 비타민, 천연약초가 융합된 건강식품이 최선의 선택이다. 필자가 연구하고 개발한 효소제품의 경우, 효소액티비티, 즉 효소의 활성이 검증된 것으로 통합적 요법이 될 수 있도록 한 것이다. 그렇게 효소가 활성화되고 손상된 췌장을 회복시키는 천연약초가 함유되어야 당뇨혁명이 빨리 완수될 수 있는 것이다.

가정에서 쉽게 할 수 있는 식단의 녹황색혁명

● 평소 효소를 듬뿍 함유한 신선한 과일과 채소를 즐겨 먹어야 한다.

효소학의 아버지라 불리는 에드워드 하우엘 박사는 "사람의수명은 유기물 속에 있는 잠재 효소의 소모량에 반비례한다. 식물 효소의 이용이 증가한다면 잠재 효소의 감소를 막을 수 있다."고 했다. 그런 점에서 효소보유량은 매우 중요하기 때문에 관리가 절대적으로 필요하다. 가장 쉬운 방법으로는, 신선한 날 음식을 먹으면 조리된 음식을 먹을 때보다 체내 효소가 절약할 수 있다. 이는 소화기관의 부담을 덜어주고 몸을 정화시켜 건강한 몸을 만들어준다. 최고로 좋은 방법은 생과일, 채소주스를 갈아 마시는 것이다.

아침에는 과일주스 저녁에는 채소주스를 갈아 마시면 소화하기 쉬운 액체형태로 영양분, 효소를 공급받기 때문에 매우 효과적이다. 또 불고기에 파인애플을 넣고 생선구이에 곱게 갈아 만든 무를 곁들이는 등 단백질 소화효소를 듬뿍 지닌 과일이나 채소를 조리 시 적절히 이용하는 것도 좋은 방법이다. 단, 통조림으로 만들어진 과일은 열처리를 거친 것으로 효소가 거의 남아 있지 않기 때문에 소용이 없다. 또한 동물성 단백질은 제한하고 과식을 삼가며 소화기를 충분히 비워두는 것이 좋다.

● 오래 천천히 씹는 습관은 체내효소를 절약할 수 있는 비결이다.

효소는 음식물 표면에서 작용하기 때문에 오래 씹을수록 좋다. 단, 채소의 표면은 셀룰로오스(식이섬유막)로 코팅되어 있어 질기기 때문에 씹는 방법을 약간 갈듯이 하는 것이 좋다. 일반적으로 육류는 상하직선 자작을 해도 충분하다. 그러나 채소는 소나 말, 양이 풀을 씹을 때 치아를 회전시켜 갈아서 삼키듯 그렇게 하는 것이 바람직하다. 또 침 속에 포함된 효소가 음식 표면과 접촉하는 시간이 길어져 음식을 분해하고 영양분의 소화 흡수를 쉽게 한다.

주의해야 할 점은 효소는 48℃ 이상으로 가열하면 죽는 특성이 있다. 그래서 체내효소를 보호하기 위해 피하거나 조심해야 할 사항이 많다. 먼저 정제염과 백설탕, 흰 밀가루로 만든 식품을 피해야 한다. 또 알루미늄으로 된 요리 기구를 사용하지 않아야 하며 효소 저해제를 함유한 음식섭취를 삼가야 한다. 마지막으로 열처리된 가공식품을 먹지 않는 것이 좋다.

특히 한식의 끓이고, 데치고, 삶고, 볶고, 찌지고, 찌고, 굽고, 절이고, 삭히고, 묵히고, 익히며 갖은 양념을 가미해서 복잡하게 조리한 음식은 삼가는 것이 좋다. 그렇게 복잡한 과정을 거치는 조리법은 효소와 미네랄, 비타민을 소멸시켜 효과가 없기 때문이다.

당뇨의 자연치유력을 극대화하기 위해선 이와 같은 통합적요법의 3단계전략을 반드시 전술적 행동으로 옮겨야 한다. 당뇨완치를 위해 영양 불균형을 개선하고 체내효소를 절약하며 효소를 중심으로 한 미네랄, 비타민, 천연약초가 함유된 건강식품을 꾸준히 섭취하는 것이 바람직하다.

당뇨에 나쁜 소금의 작용 VS
당뇨에 좋은 죽염의 효과

수분대사와 염분의 작용

당뇨의 대표적인 증세인 3다1소는 수분대사와 관련이 있다.

대사기능의 저하로 체액의 탈수와 관련되어 있다. 3다인 물을 많이 마시고(다음), 음식물을 많이 먹고(다식), 소변을 많이 보며(다뇨) 수분과 영양분이 빠져 체중이 빠지는 1소는 평행이 깨졌다는 것을 나타낸다. 그 증상에서 알 수 있는 것은 체액과 관련된 염분의 기능이 저하되었음을 나타낸다. 그것은 체내의 수분을 더 이상 유지할 수 없을 정도로 미네랄 균형이 무너졌음을 의미한다. 소변을 통해서 많은 미네랄이 소실되고 염분은 더 이상 체내의 저수의 기능을 할 수 없는 상태에 빠지게 된다. 몸이 그렇게 최악의 수분대사 문제를 있을 때, 과연 일차적인 구원투수는 무엇일까? 바로 소금이다. 그러나 일반적인 정제염이 아니라, 죽염이 구원투수다. 정제염은 끝없는 갈증에 탈수가 되면 소금섭취요구는 늘어나게 하여 갈증의 악순환을 일으켜 수분대사의 평형을 더욱 파괴하기 때문이다. 그에 반해 죽염은 많은 양을 먹어도 갈증이 생기지 않고 미네랄을 보충해주며 수분대사의 평형을 유지해준다.

● 당뇨에 나쁜 소금

과잉소금섭취가 나쁜 것은 누구나 아는 상식이다. 그러나 과도한 소금섭취가 몸속 세포를 마르게 하고 혈관을 좁혀 고혈압에 걸리게 비만을 초래한다는 것을 아는 사람은 드물다.

심지어 안질환, 피부노화, 관절질환, 혈압 수용체의 파괴를 유발하기도 한다. 요컨대 소금중독은 설탕중독보다 더 위험하다. 과학적으로 밝혀진 사실에 의하면, 소금이 세포들의 수분을 빼앗기 때문에 신진대사의 기능도 떨어진다. 신진대사 능력이 원래 100%였다면 짠음식을 먹은 후에는 70% 혹은 60% 이하로도 내려갈 수 있다는 뜻이다. 그 결과 세포는 본연의 생체활동을 잃어가며 조직 전체에 문제가 발생한다. 소금의 위험성을 전문가들은 경고한다.

"소금 과다섭취로 인한 쇠약현상은 설탕이나 지방에 다른 결과와는 달리 신체 전체에 영향을 미친다. 특히 신경조직에 막대한 해를 끼친다."

　실제 소금은 혈관을 좁혀 비타민, 미네랄, 효소를 비롯한 영양소가 세포로 수송되는 것을 어렵게 한다. 그렇게 되면 세포영양이 결핍되며 각종 대사기능을 떨어뜨린다. 그뿐 아니다. 혈관을 좁히기 때문에 고혈압을 유발시키며 심장을 약화시켜 혈액순환의 저하로 면역기능을 떨어뜨린다.

　나쁜 소금은 정제염이다. 체내에 꼭 필요한 각종 미네랄까지 대부분 제거한 순수한 염화나트륨만으로 만들어진 화학염이다. 정제염은 몸에 필요한 영양분은 제거하고 단지 짠맛만을 낸 것에 불과하다. 더욱이 순백색으로 처리하는 과정에서 표백제까지 첨가되기 때문에 해악이 많다. 정제염은 마그네슘이 제거되어 나트륨이 신장에 쌓일 수 있고 이뇨작용을 방해하고 혈관을 수축하여 고혈압을 유발시킨다. 그래서 정제염을 오랫동안 과잉 섭취할 경우 미네랄 부족에 따라 면역력이 약화된다. 고혈압, 당뇨, 신장염, 심근경색, 동맥경화, 비만과 불임 등을 초래할 수 있다. 그 외에도 각종 질병과 암을 유발하는 무서운 파괴자이다. 정제염의 해악은 자연수에 천일염을 약간 타서 금붕어가 사는 어항에 넣어주면 잘 살아간다. 반면에 화학소금 정제염을 물에 타서 어항에 넣어주면 금붕어가 금방 죽어버리는 것을 볼 수 있다. 따라서 소금섭취를 하루 6g 이하로 줄이고 죽염섭취를 하는 것이 좋다.

● 당뇨에 좋은 죽염

죽염은 소금의 분자구조와 다르다. 소금의 3대불순물이 제거 되어 있고 다량의 미네랄이 함유되어 있고 체내독소와 활성산소를 제거하며 면역력을 증강시켜준다. 또한 대사증후군을 개선하는 효과가 있어 당뇨, 고혈압, 암 등의 자연치유력을 강화한다. 죽염에 관한 과학적 연구 결과는 죽염은 인체의 원기를 돋우고 피를 맑히며 면역 기능을 강화시키는 작용을 하는 것으로 밝혀졌다.

몇 년 전, 일본의 연구진들은, 죽염이 전 세계의 어떤 음식과 의약품도 현실적으로 불가능한 −300 이상의 높은 환원력을 나타낸다는 사실을 검증 확인하여 책으로 펴낸 적이 있다.

그 뿐 아니다. 1996년 미국 하버드대 데이너파버(dana faber) 암 연구 센터에서의 연구결과, 죽염은 일반소금과는 전혀 다른 구조로 어떤 독성도 나타나지 않았고 일시에 다량을 섭취하더라도 일체의 부작용이 없는 안전한 물질이라고 밝혔다. 또한 세계보건기구의 소금 섭취 권장량은 하루 6~10g이지만, 죽염은 하루 30g 이상 섭취해도 무방하다고 보고했다. 실제 죽염은 섭취량이 늘어도 고혈압이 유발되지 않는 특성이 있다.

오히려 하루에 10~30g을 장복하면 당뇨, 고혈압을 비롯한 각종 질환에 대한 자연치유력이 높아진다. 필자는 체질죽염을 연구하며, 하루에 30g 이상씩을 꾸준히 한 달간 복용한 적이 있었는데, 어떤 부작용도 없었고 오히려 컨디션이 더 좋아지는 것을 경험했다. 그래서 죽염의 효능과 사용법을 알리기 위해 "체질죽염으로 병을 고친다."를 출간한 적이 있다. 죽염요법에 대해서 망설이는 분이 있다면 참고하는 것이 도움이 될 것이다.

● 당뇨 증세를 개선하는 죽염요법

❶ 아침 공복에 죽염 한 스푼(3~5g)을 따뜻한 물 1ℓ에 타서 마신다.

❷ 당뇨 증세에는 모든 음식물의 섭취에 죽염을 사용한다.

❸ 일상적으로 죽염정제를 입안에 넣고 천천히 녹여서 섭취한다.

❹ 점심 식사 전 공복이나 식후에 한 스푼(3~5g)을 따뜻한 물 0.5ℓ에 타서 마신다.

❺ 저녁 식사 후(9시 이전까지만) 죽염 한 스푼(3~5g)을 물 1ℓ에 타서 마신다.

이상의 방법으로 죽염을 섭취하면 면역력이 높아지며 당뇨 증세를 개선하는 효과가 있다.

죽염은 소금과 달리 체내를 따뜻하게 한다. 지나치게 자극적이지도 않고 10번을 구운 죽염은 중화가 되어 많이 섭취해도 안정적이다. 소금은 물질을 수축시키지만, 중화가 된 죽염은 수축과 이완을 시켜주는 특별한 효과가 있다. 죽염은 대사증후군의 근본적인 원인을 제거하는 성질이 뚜렷하므로 식도와 소화관을 회복시켜 췌장의 기능을 좋아지게 하기 때문이다. 단, 죽염요법을 할 때는 반드시 800℃ 이상에서 가열한 9회 이상의 죽염으로 마지막 단계에서 1600℃ 이상의 열을 가열한 것을 선택해야 한다. 그 정도의 고열에서 가열하여야 다이옥신이 완벽하게 제거된다.

양질의 죽염은 반드시 계란냄새가 나고 짠 맛이 강하지 않으면 순하고 맛이 있는 것이 좋다. 인체는 지나치게 자극적인 맛은 거부한다. 혀와 식도가 편안할 수 있을 정도로 부드러운 맛의 죽염요법을 하면 소화기 개선효과가 좋으며 갈증이나 저혈당의 위험을 제거하는 효과가 매우 좋다.

6.

백세건강을 도와주는
천연약초요법과 야채수프요법

천연약초요법

자연의 정기를 듬뿍 받은 천연약초는 그 어떤 약물보다 근본적인 원인을 제거하는 효능이 강하게 나타난다. 다만 약물요법보다 속효성이 뛰어나지 않기 때문에 확신을 가지고 꾸준히 장복하는 자세를 지니는 것이 좋다. 천연약초를 마시는 것은 자연과의 교감이기 때문에 백세건강을 도와줄 것이다.

초기 당뇨(발병 1~2년. 공복 시 혈당치 200이하에 해당)**의 천연약초요법**

● **과루근(하눌타리 뿌리)과 갈근(칡뿌리)요법**

과루근과 칡뿌리는 당뇨로 인한 갈증을 풀어주는 효과가 좋다. 과루근은 맛은 쓰고 성질은 차가워 폐와 위, 대장에 작용한다. 발열과 갈증, 해독작용을 가지고 있으며 혈당을 낮춰주는 효과가 있다. 칡뿌리는 그 맛이 달고 매우며 성질은 온화하여 비장과 위에 작용한다. 인체의 진액을 보충하고 설사와 갈증을 멈추는 작용을 한다.

🍃 복용법 : 과루근과 갈근을 햇볕에 말려서 분말로 만든 후 같은 양을 석은 후 한번에 4g씩 하루에 세 번 따뜻한 물에 타서 식전에 먹는다. 갈근과 과루근을 하루 40g씩 물에 달여 3번에 나누어 먹어도 효과가 좋다.

● **맥문동과 초양파 요법**

맥문동은 맛은 달고 쓰며 성질은 약간 차갑고 폐와 위, 심장에 작용한다. 몸의 진액을 보충해주고 위장을 좋게 하며 가슴이 답답하고 불안한 증상을 없애주는 작용을 한다. 당뇨로 인해 갈증이 심하고 가슴이 답답하며 피부가 마르는데 좋은 효과를 나타낸다. 양파의 가장 큰 특별한 효능은 고혈당과 저혈당을 동시에 "컨트롤"할 수 있다는 작용이다.

🍃 복용법 : 맥문동 20~40g을 물에 달여 하루 3번에 나누어 초양파와 함께 섭취한다.

식사 전에 초양파 한 개의 1/4식을 먹게 되면 혈당치의 상승을 억제할 수 있다. 증세변화는 맥문동과 초양파의 성분으로 인해 인슐린

수용체의 활성을 높여주는 작용을 하며 혈당치를 내려준다. 또한 인슐린수용체의 민감성을 높여주는 특이한 작용을 한다.

이상으로 초기 당뇨초기 당뇨의 증세는 대부분 자연치유가 될 수 있다.

증당뇨(발병 3년 이상, 공복시 혈당치 200이상)의 천연약초요법

● 담쟁이 넝쿨과 찔레꽃씨 요법

활혈(活血)과 거풍(去風)이 되며 .진통의 효과와 담쟁이 넝쿨과 찔레꽃씨 술은 혈당을 떨어뜨리며 각종 기가 막힌 곳을 뚫어주는 효과가 뛰어나다.

복용법 : 담쟁이 넝쿨과 찔레꽃 열매 그늘에 말려 각기 같은 분량으로 하루 40g을 진하게 달여 하루 식전에 3번 복용하면 혈당치를 떨어트리는 효과가 뛰어나다. 장기 복용하면 놀라울 만큼의 효과를 기대할 수 있다

● 구아바 잎, 뽕잎, 알로에, 마의 혼합 발효액 요법

'구아바' 잎에 함유한 '탄닌' 이라는 '폴리페놀' 성분은 탄수화물 해소효소의 활동을 억제하고. 소장에서 흡수되는 포도당의 양을 억제하여 혈당강하 작용을 한다. '구아바' 를 발효시키면 효과가 배가

되어 혈당강하 작용이 있는 '케르세친' 성분은 1.6배로 높아진다.

오직 뽕잎에만 함유하고 있는 '디오키시노지리 마이신'(DNJ)이라는 성분은 당류분해효소의 작용으로 포도당의 분해 흡수를 억제하여 식후 급격히 상승하는 혈당치를 억제한다. 또한 인슐린의 분비촉진 작용이 있어 이중으로 혈당치를 억제하는 효과가 있다.

복용법 : 구아바와 뽕잎을 반반 비율로 혼합 흑설탕 또는 꿀 발효법으로 한 달 동안 충분히 발효시켜 요구르트, 주스, 두유, 물 등에 희석하여 약간 량의 식초나 구연산을 가미 계속장기 복용 하면 효과적인 당뇨치료 보조제가 된다.

여기에서는 손쉽게 구할 수 있는 것으로 소개하고 있으나 더 다양한 종류를 필요로 할 때는 전문가의 지도를 받는 것이 좋다. 참고사항으로 당뇨의 증상이 오래되고 심각해질수록 천연약초는 반드시 필요하다. 당뇨의 중증이 된 경우는 주사나 약물의 의존도가 높기 때문이다. 그렇게 되면 화학성분으로 인해 면역력이 약화되고 당뇨의 족쇄를 찬 것으로 화학적 부작용도 수반되어 있다. 따라서 천연약초를 통해 자연치유력을 높여 면역력강화와 자정작용을 하는 것이 바람직한 것이다.

● 야채수프요법

야채수프는 소화관을 따뜻하게 하고 미네랄을 공급하여 췌장의 기능을 회복하는 효과가 있다. 주원료는 흙에서 영양분을 섭취하는 뿌리과 식물이다. 미네랄과 효소가 풍부하고 세포를 활기차게 하며 피를 맑게 하며 혈관의 노폐물을 제거하기 때문이다. 야채수프는 뿌리과 식물로 무, 우엉, 당근과 육상식물로 무청과 표고버섯으로 구성되어 있다.

야채수프 만드는 법

기본재료 : 무-3분의 1개(200g), 무청-5잎(우엉과 표고버섯의 찬 성질을 중화시키는 효과), 당근-2분의 1개(100g), 우엉-4분의 1개(50g), 표고버섯-2개(자연 건조한 것), 물-2. 5ℓ 이다.

재료손질 :

• 무, 당근, 우엉은 껍질 채 흙만 씻어내고 넣는다.

• 무청과 표고버섯은 씻어서 넣는다.

• 표고버섯은 햇빛에 말린 것을 사용한다.

• 무청은 여름에는 생잎, 겨울에는 말린 시래기를 사용한다.

• 재료를 잘게 썰어서 유리용기에 넣는다.

조리하는 법 :

• 조리법은 냄비는 알루미늄으로 만든 것이나 유리로 만든 그릇을 사용한다.

• 높은 불로 10분 정도 끓이다가 낮은 불로 50분 정도 더 가열한다.

• 가열할 때 뚜껑을 열면 주요성분이 날아가기 때문에 절대 열지 말아야 한다.

• 충분히 가열한 후에 건더기는 짜내고 엑기스만 식힌 다음에 유리병에 담는다.

• 완성된 야채수프는 냉장보관하고 공복에 200cc씩 하루에 4회~5회 마신다.

　야채수프는 만성 합병증으로 인한 영양결핍과 소화기능저하에 효과가 있다. 장복하게 되면 당뇨에 효과가 있다는 것은 이미 입증된 바 있다 모든 자연치유력의 기본은 소화기의 정상화이다. 그렇기 때문에 체증에 의한 암, 신장병, 간장병 당뇨, 등의 불치와 난치병에 야채스프는 탁월한 효과가 있다. 야채수프는 인터넷 검색으로 유기농으로 만들어진 제품을 직접 구매하여 복용하는 것이 편리하다.

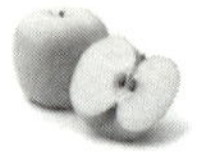

건강기능식품의 올바른 선택과 복용

왜 건강기능식품이 필요한가?

건강기능식품이 당뇨에는 반드시 필요하다는 것은 상식이다.

그러나 막상 건강식품을 선택하는 것은 쉽지 않다. 동, 서의학을 비롯하여 건강식품을 다루는 업체들까지 너무나 많고 당뇨나 고혈압이 불치병이라는 인식도 문제이다.

그도 그럴 것이 불치병이라면 병원 약을 먹고 평생관리하면 된다고 생각하기 쉽다. 가끔씩 당뇨를 불치병이라고 굳게 믿는 사람들을 만나보면 그들의 주장이 그러하다.

"당뇨나 고혈압에 무슨 건강식품을 먹습니까? 간편하게 병원에서 처방 받아서 매일 몇 알씩 먹으면 혈당관리가 되는데, 구태여 비싼 비용을 들어가며 고치지도 못할 건강식품을 섭취할 이유가 없습니다. 당뇨나 고혈압 약은 비용도 별로 부담이 안 됩니다. 당뇨와 친구하면 될 걸, 구태여 뭣 하러 당뇨와 적이 되어 이길 수도 없는 싸움을 합니까?"

그들의 주장은 일리가 있다. 그러나 당뇨와 친구 되어 평생 약을 반찬 먹듯 먹으며 약을 바꾸어가며 알약의 종류와 숫자를 늘리면 된다. 과연 그럴까? 그렇게 되면 언젠가는 당뇨라는 친구가 만성합병증이라는 새로운 친구를 끌고 온다. 양약의 속성은 속효성과 응급처치는 탁월한 것은 인정할 만하다. 하지만 그만큼 부작용을 수반하거나 새로운 신약이나 다른 종류의 친구를 끌어온다. 〈뉴잉글랜드 의학저널에 발표된 연구에 따르면, 2형 당뇨 1800명을 대상으로 엄격하게 혈당을 조절한 그룹과 그렇지 않은 그룹을 비교하였는데, 심장마비나 다른 심장질환 발병률 차이가 없었다고 한다.〉 이러한 사실은 당뇨가 오직 혈당조절만의 문제는 아니라는 것을 알려 준다, 그래도 평생관리만 하면 될 것인가. 그것은 절대 아니다. 당뇨가 완치가능하다는 전제에서 건강식품을 선택해야 한다.

필자는 건강식품을 '한국당뇨체질협회' 와 공동으로 연구하고 개발하여 효능을 확인한 바 있다. 영양 불균형의 개선을 위한 식이요법은 효과적이다. 하지만 건강식품을 병행할 때 훨씬 완벽해지며 빠르게 자연치유가 된다는 점이다.

단순히 건강보조를 위한 것이 아니라, 당뇨의 족쇄를 끊기 위해서는 훨씬 더 빠르고 효과적이기 때문에 필수적으로 섭취하는 것이 바람직한 것이다. 그러한 노력은 자신의 몸과 마음을 향한 뜨거운 사랑이고 인간으로서의 자유의지다. 그런 강한 열정으로 영양 불균형을 개선하고 더 빨리 결핍된 영양소를 채우는 건강기능식품의 섭취가 필요한 것이다. 실제 영양 불균형을 개선하는 식습관의 변화와 영양결핍을 보충하는 건강기능식품은 당뇨의 족쇄를 끊는데 필수이다. 최소한 당뇨의 만성 합병증으로 인한 불행한 사태를 막을 수는 있다. 그뿐 아니다. 당뇨와 친구 되어 약물을 반찬 먹듯이 먹으며 살지 않아도 된다. 당뇨와 절대로 친구가 되지 말고 결별하여야 백세건강을 이룰 수 있는 것이다.

건강기능식품의 선택과 적용

영양 불균형을 개선하는 통합적 요법을 선택하는 것이 좋다.

동일한 당뇨라고 해도 통합적 요법을 하면 합병증이 평생 오지 않을 수도 있고 주사와 약물만을 의존하면 아주 빠르게 만성 합병증이 올 수도 있다. 통합적 요법의 건강기능식품은 효소와 미네랄, 비타민, 천연약초 성분이 융합되어 결핍된 에너지를 빠르게 보충하는 것을 뜻한다. 자연의학으로서의 임상 영양요법을 얼마나 충실히 실행하는가에 따라 치유효과가 결정된다.

당뇨, 백세건강의 문을 연다.

당뇨는 자연치유가 되며 백세건강을 지킬 수 있다.

골골 80년이라는 말이 있다. 반면에 생생 50년이라는 말도 있다. 실제 주변에서 보면 골골거리면서도 천수를 누리고 건강한 사람이 갑자기 쓰러져서 세상을 떠나는 일도 있다.

그 차이는 어떻게 건강경영을 하는가에 달려 있다. 당뇨의 건강경영도 마찬가지이다.

문제는 당뇨불치를 믿고 주사와 약물에 의존한다면 백세건강이 쉽지 않다. 상식적으로 알고 있듯 부작용과 당뇨합병증을 막기가 힘들기 때문이다. 그러나 만약에 당뇨완치를 믿고 주사와 약물을 끊고 자연의학을 스스로 선택한다면 어떻게 될까? 당연히 자연의학으로서 통합적 요법을 사용함으로써 백세건강을 지킬 수 있다.

인간의 잠재의식이 병을 비롯한 각종 사고와 인식, 행위에 미치는 영향은 그만큼 강하다.

예를 들면, 중세의 유럽인들은 지구가 네모라고 생각하며 배를 타고 먼 바다로 나가는 것을 두려워했다. 그들은 먼 바다로 나가면 폭포처럼 배가 뚝 떨어져서 죽는 것으로 믿었다. 그리고 실제 먼 바다로 나가지 않았다.

그런데 갈릴레오가 천동설이 아니라 지동설로 지구가 돌며 지구가 둥글다고 했다. 그러자 종교재판에 회부되어 엄청난 고초를 받았다. 사람을 속이고, 세상을 어지럽힌다는 죄명이 붙었다. 갈릴레오는 그들 앞에서는 부정했지만 나오면서 '지구는 둥글고 그래도 지구는 돈다' 라고 했다. 그 후 프랑스의 탐험가 마젤란은 갈릴레오의 지동설을 믿고 지구가 둥글다는 것을 세계 최초로 지구를 한 바퀴 일주함으로써 증명했다. 그 후 콜럼버스가 아메리카를 발견했고 유럽인들은 먼 바다 항해를 함으로써, 문명의 꽃을 피웠다.

당뇨도 마찬가지다. 지금 시대의 당뇨에 관한 정설은 불치병이다.

만약 그것을 뒤집어서 당뇨가 완치된다고 하면 어떻게 될까? 아마도 갈릴레오 같은 일은 없을 것이다. 현대의학의 의학자들이 이미 상당수 그 가능성을 인정했거나 알고 있을 테니 말이다. 모두가 지구가 네모라고 믿었다고 해서 지구가 네모가 되는 것은 아니다. 네모라는 믿음은 지구가 둥근 것과는 하등 관련성이 없다.

당뇨에 관한 믿음도 마찬가지의 원리가 적용된다. 당뇨가 불치병이라는 정설은 현대의학이 규정했을 뿐, 진리가 아니다. 더군다나 현대의학의 많은 이론들은 시간의 흐름에 다라 수시로 완전히 반대로 뒤바뀌는 것들이 많다.

예를 들어 돼지고기는 콜레스테롤이 많이 들어 있어 건강에 해롭다고 멸시를 당했다. 그런데 지금은 돼지고기가 오히려 인체에 해로운 중금속을 해독하는 작용을 지니고 있다는 사실이 실험결과 밝혀졌다. 그 결과 중금속을 접촉하며 일하는 근로자를 위한 가공식품으로 연구 개발 중이라고 한다. 한때 공장 근로자나 분필을 다루는 교사들, 광부들은 작업 후에 돼지고기가 먼지나 중금속 등을 내려준다고 즐겼다. 그런데 돼지고기를 납과 카드뮴을 투여한 흰쥐에게 먹여서 실험한 결과 체내의 중금속 농도가 크게 떨어졌다고 나왔다. 먼지나 중금속, 분필가루를 많이 다루던 그들의 경험적 결과가 맞다는 것이 증명된 것이 아니겠는가.

남자아이들의 포경수술에 대한 것도 마찬가지다. 한 때는 포경은 필수였는데, 미국 소아학회에서 신생아 포경수술은 의학적 이익이 크지 않기 때문에 꼭 할 필요가 없다고 정반대의 이론을 선언했다. 그 밖에 편도선수술이나 맹장수술, 자궁수술도 마찬가지이다. 한 때 자궁에 조그만 혹만 있어도 적출하는 바람에 자궁수술을 한 여성을 빈궁마마라고 부르는 호칭도 생긴 적이 있다. 제왕절개에 대한 의학적 이론도 새로 바뀌었고 폐암에 대한 방사선치료도 이론이 바뀌었다. 현대의학은 완전히 정반대의 이론으로 바뀌는 일이 허다하다.

그렇다면 당뇨에 대한 완전히 정반대의 이론인 완치가 가능하다는 발표도 나올 수 있다.

가끔씩 당뇨를 완치한 사례가 나와도 현대의학은 기전을 증명할 수 없다며 여전히 당뇨를 불치병이라고 규정한다. 당뇨완치의 사례는 예외로 분류해버린다.

그러나 곧 수많은 사람들이 당뇨를 완치했노라고 주장하는 사례가 늘어날 것이다. 약초의 천국이며 미래 건강식품의 초강대국이 될 우리나라에서 그런 일이 일어날 것은 분명하다. 조만간 당뇨와 고혈압, 암 등의 대사증후군 질환을 완치하는 건강식품이 출시되어 우리나라의 바이오분야의 위상을 더 높여줄 것으로 예측한다.

필자는 명확하게 당뇨완치에 대한 비전과 확신을 지니고 있다. 그리고 그 비전과 확신을 대사증후군 및 당뇨인들과 공유하며 혁명의 횃불을 밝히고 싶다.

당뇨는 근본적인 원인을 알면 반드시 자연연치유할 수 있다. 모든 병에는 약이 있고 모든 증세는 개선할 수 있는 방법이 있다. 당뇨 역시 예외가 아니다. 스스로 자연의학의 통합적요법을 사용하면 당뇨의 족쇄를 풀고 백세건강을 지킬 수 있다. 당뇨, 백세건강의 문은 스스로가 충분히 열 수가 있는 것이다.

당뇨완치!! 지금 바로 시작하는 것이 빠른 선택이다.

2012. 1. 3

의산 백승헌 근배

지식요법, 당뇨인이라면 꼭 읽어야 할 참고도서 &
당뇨완치 10계명

| 지식요법은 운명을 선택하게 만드는 힘이다. |

대부분의 환자들은 의사, 약사, 한의사들이 하는 말만 맹신하는 경향이 있다.

그래서 식이요법으로 병을 고친다고 하면 마치 사이비나 이단종교인 것처럼 여긴다.

그들은 의료인들은 병을 고쳐주는 것이 아니라, 방법을 제시하며 도움을 준다.

실제로 병을 고치는 것은 자신이다. 누가 무엇이 좋다고 해도 자신에게 맞는 것을 선택하는 것이 가장 중요하다.

따라서 당뇨라는 적군이 침입하면 물리칠 전략은 자신이 짜고 전술적인 행동을 해야 한다.

"모르는 것이 병이다."라는 말이 있지 않은가. 자신의 병을 자신이 고치기 위해서 반드시 필요한 지식과 상식은 알아야 한다. 자신에 대해서 가장 잘 아는 사람은 결국 자신이다. 자신의 체질이 무엇이며 식생활습관이 어떠한지를 파악해야 한다. 가장 은밀히 이뤄지는 성생활도 자신은 정확하게 알고 있듯 자신을 가장 잘 아는 본인이 병을 치료해야 한다는 뜻이다.

그렇기 때문에 당뇨인이라면 반드시 지식요법을 실행해야 한다. 당뇨완치자들은 결코 특별한 사람들은 아니다. 단지 당뇨혁명의 길을 찾았을 뿐이다. 그들은 당뇨나 자연치유법에 관해서 전문가 수준의 지식을 자랑한다. 실제가 그러하다. 책은 지식을 제공하며 완치에 이르는 스승이 되기도 하고 길벗이 되기도 하는 것이다.

참고도서의 저자와 출판사에 대해 무한한 감사의 뜻을 전한다.

새로운 통찰과 아이디어, 방법론에 대해 많은 가르침을 받았음을 밝힌다.

1. 목숨 걸고 편식하다 MBC스페셜제작팀 저 / MBC프로모션출판사

2. 한국인 100세 건강의 비밀 KBS 생로병사의 비밀 저 / 비타북스

3. 24시 약사 당뇨관리 수지 코헨 저 / 조윤커뮤니케이션출판사

4. 당뇨병엔 밥 먹지 마라 에베 코지 저 / 이아소출판사

5. 당뇨병을 치료하는 식품과 생활습관 70 아사노 츠구요시 저 / 동도원출판사

6. 당뇨와 자연요법 김태호 저 / 다문출판사

7. 약 없이 당뇨병 이겨내기 닐 D, 버나드 저 / 조윤커뮤니케이션출판사

8. 당뇨 게 물렀거라 김양진 / 시디안출판사

9. 잘 먹고 잘 사는 법 박정훈 / 김영사출판사

10. 당뇨병희망프로젝트 강북삼성병원당뇨병전문센터 저 / 동아일보사출판사

11. 혈당을 알면 당뇨병 없이 산다 앤 피탄트, 프리벤션매거진편집부 저 / 한언출판사

12. 내 몸에 맞는 당뇨 건강법 허갑범 저 / 디앤시출판사

13. SBS스페셜 생명의 선택, 당신이 먹는게 삼대를 간다 신동화 저 / 민음인출판사

14. 만성체증이 내 몸을 죽인다 백승헌 저 / 한언출판사

15. 임상영양학 이미숙, 이선영, 김현아, 정상진, 김원경, 김현주 저 / 파워북출판사

16. 소금의 역습 클라우스 오버바일 저 / 가디언출판사

17. 체질죽염으로 병을 고친다 백승헌 저 / 하남출판사

18. 원본 야채수프 건강법 다테이시 가즈 저 / 다문출판사

19. 춤추는 효소 신현재 저 / 이채출판사

20. 효소영양학 개론 에드워드 하웰 박사 / 도서출판한림원

21. 효소가 생명을 좌우한다 쓰루미 다카후미 저 / Bm북스출판사

22. 효소과학을 알면 질병에서 해방된다 박세준 / 우성지도

23. 엔자임 효소와 건강 신현재 / 이채출판사

24. 현대인은 효소를 밥처럼 먹어야 한다 김희철 / 소금나무

25. 식단의 건강혁명 백승헌 저 / 아침고요출판사

26. 곰탕이 내 몸을 말아 먹는다 황성수 저 / 동도원출판사

27. 건강기능식품 바로 알고 바로 먹자 박명윤 저 / 석학당출판사

28. 건강식품 복용 및 복합 처방법 사또오 도시오 / 문진출판사

29. 세상은 당신의 명령을 기다리고 있습니다 네빌 고다드 / 서른세개의계단출판사

| 당뇨완치 10계명 |

당뇨인이라면 반드시 완치를 꿈과 목표로 정해야 한다.

평생 주사나 약물에 의존할 것인가?

자연치유법으로 완치할 것인가? 는 본인의 선택이다.

가능과 불가능의 경계선에는 한 인간의 열정과 의지의 선택이 있다. 이왕이면 가능성을 선택하시라. 분명히 당뇨는 완치할 수 있다. 꿈과 목표가 정해진 당뇨인이라면 주저하지 말고 당뇨완치 10계명을 철저히 지키면 된다. 꿈은 반드시 이루어진다. 누구나 당뇨생활 계획표를 세우고 철저하게 자기혁명을 일으키면 완치자가 될 수 있는 것이다.

1. 당뇨는 관리하는 것이 아니라, 꼭 완치한다는 꿈과 목표를 정한다.

2. 동물성 식품을 제한하고 생야채를 섭취하거나 추출해서 마신다.

3. 당질과 지방질 대사의 충돌을 막는 식생활습관으로 변화시킨다.

4. 주사나 약물을 끊고 당뇨 식이요법을 철저하게 실행한다.

5 식생활의 3대 원칙으로 단순식, 다작식과 소식을 한다.

6 식후 2시간 이내에 눕지 않고 반드시 규칙적 운동을 한다.

7. 지식요법으로 당뇨에 관한 책을 읽으며 공부하고 연구한다.

8. 건강경영으로 당뇨의 각종 혈액수치를 체크하여 향상시킨다.

9. 심신치유요법으로 규칙적으로 여행과 명상 및 심신이완을 한다.

10. 통합적 요법으로 영양 불균형을 개선하는 건강기능식품을 섭취한다.